優秀なスタッフが
あなたの歯科医院を強くする！

求人・採用&育成・定着マニュアル

[編集委員]
廣田祥司（株式会社GENOVA）
黒飛一志（株式会社デントランス）
丹野祐子（株式会社グランジュテ）

デンタルダイヤモンド社

刊行にあたって

　近年、歯周病などの口腔疾患が全身の健康に及ぼす影響についてさまざまな角度から研究が進められ、QOL の維持・向上に歯科医療がきわめて重要であることがあきらかになってきました。国も今後の医療提供態勢について治療から予防へのパラダイムシフトにむけて大きく舵を切り始めています。そこで歯科医療従事者の果たすべき役割の大きさが再確認され、今後ますます歯科医療従事者が活躍するフィールドが広がってくるでしょう。

　そんななか、わが国は、急速に進む少子高齢化と総人口の減少という大転換期にあります。さらに、高齢者人口の増加と少子化による高齢化の加速から、国を支える生産年齢人口が激減しています。このような状況下、今後すべての業種において、人手不足に直面すると予測されています。そのため、高齢化により需要が伸びる数少ない産業である医療・福祉分野においては危機的な状況に陥ります。

　歯科業界においても、人手不足の状況が年々増しており、人材確保がさらに困難になっていくことが予想されます。一般社団法人全国歯科衛生士教育協議会の平成28年度調査では、歯科衛生士の就職者に対する求人人数は20.5倍に増加しています。長く人手不足が叫ばれている看護師の求人倍率3.26倍（公益社団法人日本看護協会ナースセンターによる平成28年に発表された平成26年度調査結果）と比べても歯科衛生士の人材確保のほうが圧倒的に困難な状況となっています。

　これまでは、歯科医院数の増加にともなって患者数が減ったという部分にばかり目が向けられていたように思えますが、近年では、「募集を出しても応募がない」「なかなかよい人材が来ない」、「採用してもすぐに辞めてしまう」といった人材確保に関する悩みを聞く機会が増えました。そこで本書では、歯科医院の院長が、人材の「求人・採用＆育成・定着」について知っておくべきポイントを整理し、歯科医院を発展させるために必要な人材確保の仕組みづくりにおいて "ガイド" となるような情報の提供を目的としています。

　本書が、読者の歯科医院と求職者とのよき出会いを創造する一助となり、ひいては地域医療において生涯にわたり健康で文化的な質の高い生活を送るための口腔の健康維持に少しでも寄与できれば、私たち編集委員にとって望外の喜びです。

2018 年 1 月

編集委員代表　廣田祥司

CONTENTS

第1章
求人・採用

1 人材危機〜歯科界の人手不足!?〜 ……………………… 10

2 間違いだらけの求人・採用
〜なぜスタッフを確保できないのか？〜 ………………… 18

3 人材募集のひと工夫〜よい人材を呼び込むには〜 ……… 26

4 求人・採用の仕組み作り ………………………………… 34

5 歯科助手・歯科衛生士 採用面接の極意 ……………… 44

第2章
育成・定着

1 今日から始める育成・定着 ……………………………… 52

2 定着する歯科医院とそうではない歯科医院の違い … 60

3 スタッフ定着虎の巻 ①人が育つ仕組み作り ………… 64

4 スタッフ定着虎の巻 ②長く勤めやすい仕組み作り … 74

第3章
取り組み紹介

1 円滑な求人・採用活動のカギはシステム化にあり‼
戸畑駅前 なかお歯科クリニック（福岡県）‥‥‥‥‥ 84

2 「働いてみたい」から「働いていたい」へ
アップル歯科クリニック（兵庫県）‥‥‥‥‥‥‥ 90

3 "大志"を抱いて働ける医院の秘密は国際基準？
今井歯科（埼玉県）‥‥‥‥‥‥‥‥‥‥‥‥‥‥ 96

座談会前編
4 効果的な求人方法と人材を見極める採用方法‥‥ 100
宇田川宏孝×園延昌志×丹野祐子×黒飛一志×廣田祥司

5 情報を共有し、信頼し合える医院を構築
鈴木歯科医院（東京都）‥‥‥‥‥‥‥‥‥‥‥ 108

6 チームひろいし！ 監督とキャプテンを中心に医院を創る
ひろいし歯科クリニック（愛知県）‥‥‥‥‥‥ 114

7 「早く出勤したい！」と思える組織風土を目指して
なかい歯科クリニック（茨城県）‥‥‥‥‥‥‥ 118

座談会後編
8 いかにして育てれば、スタッフは定着するのか‥ 124
宇田川宏孝×園延昌志×丹野祐子×黒飛一志×廣田祥司

付録

歯科助手 新人教育シート‥‥‥130　　トレーニー報告書‥‥‥134

トレーナー報告書‥‥‥133　　人事評価シート‥‥‥135

ブックデザイン：サン企画　　イラスト：シライケン

関東・関西でお仕事をお探しの方へ。

就職の相談ならハーモニックエージェントへ。

登録～入職まで利用料はすべて **無料** です。

▶ ハーモニックは、優良な求人先を多数登録いたしております。
あなたのご要望をお伺いし、あなたにマッチした職場をご提案します。
ハーモニックは、あなたの就職・転職活動のパートナーです。
ホームページ『ハモナビ』にご登録頂くか、お気軽にお電話ください。

――― お試し勤務ができる「体験アルバイトシステム」 ―――

見学・面接の短い時間では判断できないという方には「体験アルバイトシステム※」のご利用をオススメします。
実際に短期間勤務をしていただき、その上で、就職するかどうかを判断することができるシステムです。
実際の診療所の雰囲気を体験することで、ながく働くことができる環境かどうかを確認することができます。
もちろん、体験アルバイト期間中の給与は医院で決められた額が支払われますので、働いた期間もムダになりません。
※体験アルバイトシステムの利用は任意です。また、状況によりご利用できない場合もございますので予めご了承ください。

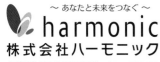

～あなたと未来をつなぐ～
harmonic 株式会社ハーモニック
有料職業紹介事業許可番号　27-ユ-300406

●その他ご不明な点等ございましたら、
お気軽にお問い合わせくださいませ。
0800-111-4510 フリーコール

歯科求人情報サイト
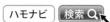
ハモナビ　検索

第1章
求人・採用

第1章 求人・採用

1 人材危機〜歯科界の人手不足!? 〜

廣田祥司（㈱GENOVA）

■ わが国がおかれている状況を知る

　厚生労働省が2017年4月に発表した有効求人倍率は1.48倍となり、バブル期のピークだった1990年7月（1.46倍）を上回り、1974年2月（1.53倍）以来43年2ヵ月ぶりの高水準を記録しました。2012年12月に始まったアベノミクスによってバブル期以上の好景気とされている実感に乏しいなか、世間ではいったい何が起きているのでしょうか。

　戦後、わが国の総人口は増加を続け、1967年には初めて1億人を超えました。そして、2008年の1億2,808万人をピークに減少に転じ、総務省統計局による2017年8月1日現在のわが国の総人口は1億2,677万人となっています。また、国立社会保障・人口問題研究所の推計によると、わが国の人口は2048年に9,913万人と1億人を割り込み、2060年には8,674万人まで減少すると見込まれています（表1、図1）。

　わが国の人口の推移をより長期的にみてみると、明治時代後半の1900年ごろから100年かけて増えてきましたが、今後100年のうちに再び同じ水準に戻ることが見込まれています。わが国は、これまでの歴史を振り返っても類をみない水準の人口減少を経験することになります。

　このような人口減少社会にあって、周知のとおり日本は人類が経験したことのない超少子高齢社会に直面しています。まず少子化についてみてみましょう。出生率の低下やそれに伴う家庭や社会における子どもの数の低下傾向を少子化といい、子どもや若者が少ない社会を少子社会と表現しますが、日本は1997年に少子社会になったとされています。国としてさまざまな少子化対策が行われていますが、抜本的な課題解決の糸口がみつからないままであるといえるでしょう。

　次に高齢化ですが、一般的には、高齢化率（65歳以上の人口が総人口に占める割合）によって、「高齢化社会（高齢化率7〜14％）」「高齢社会（高齢化率14〜21％）」、「超高齢社会（高齢化率21％〜）」に分類されます。日本は、1970年に高齢化社会（高齢化率7.1％）となり、1995年に高齢社会（高齢化率14.5％）

表❶ わが国における1950〜2010年の総人口と内訳および2060年までの推計人口。単位は万人［出典：総務省「国勢調査」および「人口推計」、国立社会保障・人口問題研究所「日本の将来推計人口（平成24年1月推計）：出生中位・死亡中位推計」（各年10月1日現在）、厚生労働省「人口動態統計」］

年	14歳以下人口	15〜64歳人口	65歳以上人口	総数
1950	2,943	4,966	411	8,320
1955	2,980	5,473	475	8,928
1960	2,807	6,000	535	9,342
1965	2,517	6,693	618	9,828
1970	2,482	7,157	733	10,372
1975	2,722	7,581	887	11,194
1980	2,751	7,884	1,065	11,706
1985	2,603	8,251	1,247	12,105
1990	2,249	8,590	1,490	12,361
1995	2,001	8,717	1,826	12,557
2000	1,847	8,622	2,201	12,693
2005	1,752	8,409	2,567	12,777
2010	1,680	8,103	2,925	12,806
2015	1,583	7,682	3,395	12,660
2020	1,457	7,341	3,612	12,410
2025	1,324	7,085	3,657	12,066
2030	1,204	6,773	3,685	11,662
2035	1,129	6,343	3,741	11,212
2040	1,073	5,787	3,868	10,728
2045	1,012	5,353	3,856	10,221
2050	939	5,001	3,768	9,708
2055	861	4,706	3,626	9,193
2060	791	4,418	3,464	8,674

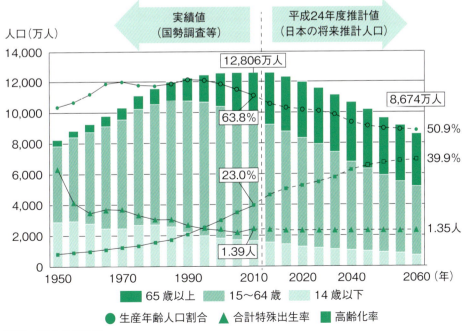

図❶ 表1のグラフ

表❷　わが国における1950〜2010年の生産年齢人口割合と高齢化率と合計特殊出生率。2060年までの推計人口。単位は％〔出典：総務省「国勢調査」および「人口推計」、国立社会保障・人口問題研究所「日本の将来推計人口（平成24年1月推計）：出生中位・死亡中位推計」（各年10月1日現在）、厚生労働省「人口動態統計」〕

年	生産年齢人口割合	高齢化率	合計特殊出生率
1950	59.7	4.9	3.65
1955	61.3	5.3	2.37
1960	64.2	5.7	2.00
1965	68.1	6.3	2.14
1970	69.0	7.1	2.13
1975	67.7	7.9	1.91
1980	67.4	9.1	1.75
1985	68.2	10.3	1.76
1990	69.7	12.1	1.54
1995	69.5	14.6	1.42
2000	68.1	17.4	1.36
2005	66.1	20.2	1.26
2010	63.8	23.0	1.39
2015	60.7	26.8	1.38
2020	59.2	29.1	1.34
2025	58.7	30.3	1.33
2030	58.1	31.6	1.34
2035	56.6	33.4	1.34
2040	53.9	36.1	1.35
2045	52.4	37.7	1.35
2050	51.5	38.8	1.35
2055	51.2	39.4	1.35
2060	50.9	39.9	1.35

となりました。そして、2007年には超高齢社会（高齢化率21.5％）に突入し、平均寿命、高齢化率、高齢化のスピードなどにおいて人類が経験したことのない未曾有の領域に踏み込んだのです。

　このようにわが国は、少子化、高齢化により2030年には人口の約1/3が65歳以上の高齢者（高齢化率31.6％）になり、労働力となる生産年齢人口（15歳以上64歳未満）が激減し、GDPの低下や高齢者を支える働き手世代の割合が激減することで危機的な人材不足となり、さまざまな問題に直面することが予測されています（表2）。

　15歳未満の若年人口と65歳以上の老齢人口を足し合わせたものを「従属人口」といい、15歳以上65歳未満の人数を「生産年齢人口」といいますが、一般的に経済は、生産年齢人口が従属人口を支える構図となっています。よほど大規模な自然災害や戦争などが起こらないかぎり、人口は大きく増減することは少ないた

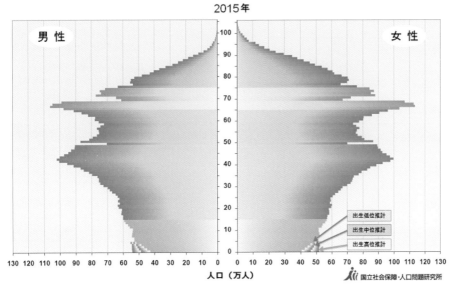

図❷ 人口ピラミッド（国立社会保障・人口問題研究所ホームページ［http://www.ipss.go.jp/］を引用）

め、出生率から将来の人口動態を推定しやすいとされています。

　図2の人口ピラミッドを見てわかるとおり、人口に大きく2つの山が存在します。この山は「人口ボーナス」といわれ、その人口ボーナスの存在する期間は、「人口ボーナス期」と呼ばれています。人口ボーナス期とは、総人口に占める生産年齢（15歳以上65歳未満）人口比率の上昇が続く、もしくは絶対的に多い時期であり、従属人口比率の低下が続く、もしくは絶対的に少ない時期を指します。

　人口ボーナス期は、国が好景気になりやすく、日本では1960～1970年代の高度経済成長期に該当します。一方で、人口ボーナス期と反対の状態を、「人口オーナス期」といいます。生産年齢人口が継続して減り、従属人口比率の増加が続くため、人口オーナス期の国は景気後退もしくは景気低迷に陥りやすくなります。ボーナス（bonus）は賞与・特別手当という意味であり、オーナス（onus）は重荷・負担という意味です。

　日本は人口ボーナス期と人口オーナス期をともに経験している国であり、いまもなお人口オーナス期にあるといえます。図3のとおり国立社会保障・人口問題研究所が作成した1920～2060年までの人口ピラミッドデータを年代順に並べると、「富士山型」から「ひょうたん型」、「つぼ型」、「逆ピラミッド型」へと、日本の人口構造は推移しています。

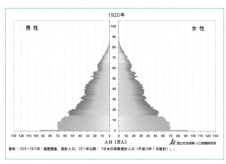
A：1920年

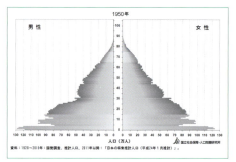
B：1950年

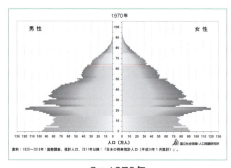
C：1970年

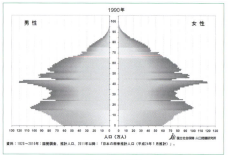
D：1990年

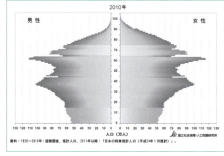
E：2010年

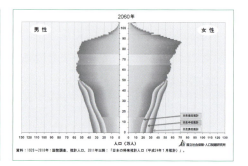
F：2060年（推計）

図❸　1920～2060年の人口ピラミッドの推移。富士山型（A）からひょうたん型（C）、つぼ型（E）、逆ピラミッド型（F）に変容していく［国立社会保障・人口問題研究所ホームページ（http://www.ipss.go.jp/）を引用］

危機的な人手不足が目の前に迫っている

　前述のとおり、わが国は総人口の減少と少子高齢化の急速な進展という人類史上類をみない大転換期にあります。当然、生産年齢人口も激減し、すべての業種において危機的な人手不足に直面すると予想されています。
　歯科業界においても人手不足の状況が年々増しており、今後もますます人材確保が困難になっていくことが予想されます。歯科医師や歯科衛生士といった資格

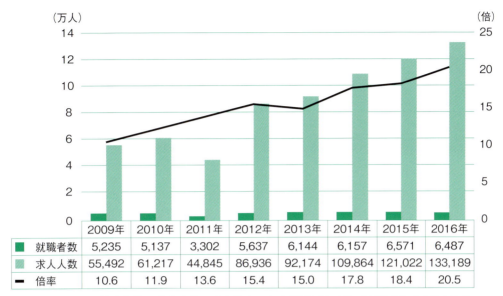

図❹ 歯科衛生士就職者数・求人人数・求人倍率の年次推移［(一社) 全国歯科衛生士教育協議会 平成28年度調査より引用改変］

者はもちろんのこと、受付や歯科助手といった一般職についても、募集を出しても応募が来ないといった声をよく聞くようになりました。

　ご存じのとおり、歯科医師は国家試験合格者が年々減少し、いまや2,000人を下回っている状況なのです。一方で、予防歯科や訪問歯科などの歯科医院において、ますます活躍のフィールドが広がる歯科衛生士についてはどうでしょうか。2009年には歯科衛生士求人数55,492人で求人倍率が10.6倍だったのが、2016年度調査では、歯科衛生士の就職者に対する求人人数は20.5倍に増加しています（図4）。地域別に見ると、求人倍率が最も高かったのは、関東／甲信越で25.2倍、最も低かった九州／沖縄でも13.1倍となっています（図5）。

　つまり、いまや就職を希望する歯科衛生士1名に対して、約20軒の歯科医院で奪い合う状態になっているのです。長らく人手不足が叫ばれている看護職の求人倍率でも2.79倍ですから（図6）、歯科衛生士の有効求人倍率がいかに高水準かおわかりいただけると思います。

　歯科医院を経営するためには、まずは「ヒト・モノ・カネ・情報」のうち最も大切な経営資源である「ヒト」を確保しなければなりません。医院の求める人材（ヒト）を確保し、それができたら医院を強くするために、求人・採用、育成・定着の仕組みづくりが必要です。また、求人・採用、育成・定着の仕組みをつく

第1章 求人・採用1　人材危機〜歯科界の人手不足!?〜　15

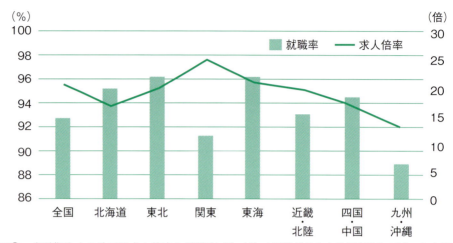

図❺ 歯科衛生士の地区別求人倍率と就職率［(一社) 全国歯科衛生士教育協議会 平成28年度調査より引用改変］

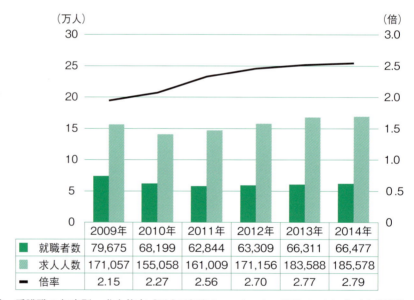

図❻ 看護職の年度別、求人倍率［平成26年度ナースセンター登録データに基づく看護職の求職・求人に関する分析報告書（公益社団法人 日本看護協会中央ナースセンター）より引用改変］

るうえで欠かせないのは、労務トラブルを未然に防ぐ労務管理体制です。

歯科医師であり弁護士である歯科医療専門弁護士の小畑 真先生（弁護士法人小畑法律事務所代表）は、次のように述べています。

「歯科医院における労務トラブルが増加傾向にあるなかで、労務トラブルを未然に防止するための体制整備が必要です。使用者（院長・医療法人）は、従業員・パート・アルバイトと、労働契約を締結していますから、労働契約の内容や就業

規則はもちろんのこと、労働基準法や労働契約法、民法をはじめ、さまざまな法規を遵守するという法務的な視点は必須です。たとえば、仕事がまったくできないスタッフがいて、歯科医院に損害を被らせている場合であっても、これらの法規を無視して解雇することはできません。労働関係法令は、基本的には労働者が手厚く保護されています。したがって、使用者は法制度の基礎的な知識を整理しておくことは当然ですが、歯科医院を守るためにも、労働契約の内容や就業規則を整備することが重要と考えます。また、仮に、解雇できるケースであっても、事後的に検証し得る記録を残しておくことが必要不可欠です。たとえば、懲戒事由に該当する行為に対して顛末書を書かせるなど、しっかりと記録を残すことが重要なのです。情報漏洩、情報の持ち出しについての相談も増えてきておりますので、注意が必要です」。

このように、歯科医院においても中小企業同様に人事労務におけるリスクマネジメントが必要な時代となっています。

■ 優秀な人材を確保している医院とは……

このような時代でも、多くの歯科医療従事者が集まり、持続的成長を可能にする仕組みづくりを実現している歯科医院が存在しています。今後、人材においても二極化が加速度的に進むでしょう。本書では、歯科医院にとって大きな経営課題となる優秀なスタッフの人材確保の方法、つまり求人・採用、育成・定着の仕組みづくりについて具体的かつ実践的でわかりやすく解説しています。

また、第3章では、歯科医院における求人・採用、育成・定着の取り組み事例が紹介されています。ぜひ自院の取り組みの参考にしてみてください。

第1章 求人・採用

2 間違いだらけの求人・採用
～なぜスタッフを確保できないのか？～

黒飛一志 （㈱デントランス）

■ スタッフ求人・採用の現状

　多くの歯科医院の院長先生は、理想的なスタッフと一緒に仕事ができれば、表1のような毎日が送れるようになるでしょう。ですが、残念ながら現実はそんなに甘くはありません。院長先生がどんなに強く願っても、理想のスタッフが自然と集まってくることはありません。とくに、誰もが欲しがるような優秀な歯科衛生士を採用することは極めて難しいといわざるを得ません。その理由は、第1章1項「人材危機～歯科界の人手不足～」（P10参照）で述べられていますが、歯科医院の数に比べて必要とされる歯科衛生士の数が不足していること、歯科衛生士の有資格者数に対し、実際に歯科診療所などに就業している者が半分程度しかいないということが挙げられます。また、働いている優秀な歯科衛生士は院長先生が手離しません。

　このように、優秀な歯科衛生士の争奪戦は熾烈を極めますので、ただ求人誌に募集をかけただけでは採用することはできません。

■ よくある求人・採用の間違い

　厳しい求人・採用環境にあることを肌身で感じつつも、どう対処してよいかわからず、他院と同じような求人・採用をしている院長先生がたくさんいます。

　たとえば、あなたはスタッフの求人・採用にあたって、

- 求める人物像を明確にしていない
- 求人広告を出す媒体や時期をとくに選んでいない
- 求人広告は、他の医院の求人広告を参考にしている
- 求人・採用の費用は、できるかぎり抑えるようにしている
- 求人広告を出せば、問い合わせがくると思っている
- 院長の面接だけで採用を決めている

のような間違いをしていませんか？　これらがどうして間違いなのかを1つずつ説明していきます。

表❶ 理想的なスタッフと仕事ができると、理想的な毎日が送れるようになる

- 朝起きて、自分の医院に行くのが楽しみになる
- 朝、笑顔で挨拶してくれるスタッフの顔を見るのが楽しみになる
- 診療を通じて、スタッフたちが成長してくれることが楽しくなる
- スタッフたちの給料をもっと上げてあげるために、治療に熱が入る

そんな医院を創ることができれば……

- 歯科医院経営はうまくいく
- 患者も喜ぶ
- スタッフが一緒に集患に取り組んでくれる
- 院長先生がいなくても歯科医院が回るようになる

---

1. 求める人物像を明確にしていない

スタッフを求人している院長先生に「どんなスタッフを募集しているのですか?」とうかがうと、「明るくて元気な人」、「礼儀正しい人」、「きちんと挨拶できる人」といった回答が返ってきます。それはそれで大切なのですが、これらはあくまで基本的な要件でしかありません。具体的な人物像がイメージできていないのです。院長先生がイメージできない人を求めても、応募してくるはずがありません。

多くの院長先生は、「よほど変な人でない限り、ウチの医院で働いてくれるなら誰でもよい」に近い状態で求人しています。こうして採用したスタッフは、採用後に医院に馴染めず、スタッフ同士で揉め事を起こしたり、患者に不愉快な思いをさせたりしたあげく、たった数ヵ月で辞めていくケースが多いのです。そうなってしまうと、求人・採用にかかった時間と費用だけでなく、採用後の教育にかかった時間や費用までが無駄になってしまいます。それだけならまだしも、他のスタッフや患者にまで悪影響を与えかねません。

2. 求人広告を出す媒体や時期をとくに選んでいない

求人広告を掲載する媒体(メディア)や掲載時期について、ライバル歯科医院を真似している院長先生が多いようです。その理由は、「他がやっているから」です。考えてみてください。なぜ、わざわざ競争の激しいところで、他と同じように戦うのでしょうか? 他の医院に比べて圧倒的に有利な条件があるなら別ですが、そうでなければ「勝ちやすいときに、勝ちやすいところで戦う」ほうが優秀なスタッフを獲得しやすくなります。

3. 求人広告は、他院の求人広告を参考にしている

求人するメディアが決まったところで、求人広告には何を書けばよいのでしょうか。やはり、他院の求人広告を見て、自医院向けにアレンジするでしょう。しかし、それではどこも同じような広告が並ぶことになります。月給が数百円高い

とか、駅からの距離が徒歩で数分近いとか、外部勉強会の回数が１回多いなどの、ほんのちょっとした違いを表現するだけに留まってしまいます。

　これでは、パラパラと求人誌をめくっている求職者の目をとめて、問い合わせをさせることは難しくなります。求人広告の最大の目的は、注意を引きつけることです。そのためには、他院と同じことをやっていてはいけません。

４．求人・採用の費用は、できるかぎり抑えるようにしている

　「採用難だから求人広告にお金をかけても無駄でしょ」と思って費用をかけられないという気持ちも理解できますが、ある程度の費用をかけないとまったく採用ができません。では、どのくらい広告費をかければよいのでしょうか。一般中小企業は新卒採用１人あたり平均40万円程度をかけているといわれています。

　一方、歯科業界では、某医療職求人サイトでの掲載が１〜３万円、地方紙求人広告での掲載が約５万円、紹介会社を使っても１人あたり20万円ほどと、すべて合わせても40万円に届きません。ただし、野放図にお金をかければよいというものではありません。その人材を雇うと医院にどれくらいの利益を生み出すか、つまり費用対効果を考えて適切な費用を算出することが大切です。

５．求人広告を出せば、問い合わせがくると思っている

　求人広告の呼びかけの多くは、「電話かメールでお問い合わせください」という文句が一般的です。しかし、選択肢がない場合ならいざしらず、売り手市場にある歯科衛生士が求人広告だけで問い合わせをしてくるでしょうか？　求職者は広告を見たらまず、インターネットで先生の医院を調べます。その際、歯科医院のホームページがなかったり、ほんの少しの情報しか得られなかったとしたら、果たして問い合わせをするでしょうか。おそらく、他院を選ぶでしょう。つまり、求人広告だけを見て、問い合わせがくることはないと思ったほうがよいのです。

６．院長の面接だけで採用を決めている

　幸い求職者が問い合わせをしてきたとき、多くの場合、医院見学と同時に院長先生が面接を行って、「勘と経験」だけで採用するかどうかを判断することが多いようです。よほどの人格者でもない限り、たった１回、数十分間会っただけで、自分の医院に必要な人材だと見抜くのは不可能です。学校の成績が優秀だから、経験があるから、印象がよいからなどの曖昧な理由で採用を決めると、採用後にあなたの医院の雰囲気に馴染めない、他のスタッフとウマが合わない、ルールを守れないなどの悩みを抱えることになります。採用するのは簡単ですが、辞めてもらうのは簡単ではありません。本人が納得しない状態で退職ということになれば、よくない噂が広まることも考えられます。したがって、求人を行う前に、採

用の基準を決めておく必要があります。

　ここまで、歯科医院における求人・採用のよくある間違いを紹介してきました。ここからは、

- スタッフ求人・採用戦略
- メディア戦略
- 採用面接方法

について、述べていきます。

スタッフ求人・採用戦略

1．スタッフ採用の目的

　求人を開始する前に一度立ち止まって、本当に、いま、スタッフ採用の必要があるかを考えてください。たとえば、「いまいるスタッフの仕事の仕方を変えることで対処できないか」、「いまだけ特別に忙しい・困っているだけか」、「こんな状態がこれからも続くのか」などです。なぜ、こんなことを考える必要があるかというと、スタッフを採用するというのは、一時的な対処法ではなく、長期的な視点で考えるべきことだからです。医院をどうしたいのか、どのようなスタッフと一緒に仕事をしたいのかなどを考えたうえで、どんな人材をいつ採用して、どのような教育をするなどの青写真を作ります。そのうえで、計画的にスタッフを採用していくべきです。

2．医院の将来構想

　3年後、5年後、10年後、院長先生はどのような歯科医院を経営しているでしょうか。先生の将来構想を実現するためにはスタッフの協力が必要です。それも、無理やりに従わせるのではなく、スタッフもあなたの想いに共感して一緒に働いてもらわないといけません。つまり、同志となるスタッフを集める必要があります。そのスタートは「歯科医院の理念」です。「理念」とは、医院のあり方、どんな患者に来てもらい、どんなスタッフがどのように働いているかなどを決めているもののことです（第1章4項「求人・採用の仕組み作り」（P34参照）にて医院理念の作り方を解説しています）。つまり、「医院の理念」に共感するスタッフが同志となるべき理想のスタッフなのです。

　将来のことを考えずに、現状のみに注目してスタッフを採用していると、いつまで経っても理想のスタッフは集まりませんし、理想の医院を創ることもできませんので「理念」と「将来構想」は立てるようにしましょう。

3. 求人を開始する前に必ず必要なこと

　ここまで、求人を行うにあたって必要なこととして、

- 歯科医院の理念の制定
- 採用計画の立案
- 採用基準の決定
- 就業規則の制定
- 求人サイト、求人動画の制作

を解説してきました。これらを準備する過程で、院長先生は医院を改善することが必要と気づくでしょう。この改善が、長期的に安定したスタッフ採用、教育、定着に繋がります。

　まず、何といっても「歯科医院の理念」が必要です。理念は、心のなかで思っているだけではダメです。「理念」は同志となるスタッフに伝わって初めて効果があります。ですから、必ず言葉にして表明しましょう。ありきたりな言葉を並べるのではなく、院長先生の心の底の声を言葉で表現することが大切です。

　次に必要なのが、「歯科医院の理念」を実現するための「採用計画」です。これは、ある程度中長期的な計画と目前の計画の２種類を作るのが理想です。たとえば、７年後までに予防歯科専門の分院を開設するため、それまでに６名の歯科衛生士を採用するというのは中長期的な計画、分院の中心となる歯科衛生士を育成するために今年度中に２名採用するというのが短期的な採用計画です。

　それから、「採用基準」も必要になります。これは、採用するときだけではなく、求人を行うときの条件にもなります。「理念」や「採用計画」から、求人する人材像を具体化したものになります。具体化が難しいと感じたら、身近にいる人のなかから、欲しい人材に最も近い人を選んで、その人を思い浮かべながら作るとよいでしょう。

　そして、意外と忘れやすいのが「就業規則」です。求人や採用面接のときに説明しやすいようにサマリー版（要約）があると便利です。労使問題が増えてきているなかで「就業規則」を定めていない医院に優秀なスタッフが集まるとは考えてはいけません。

　また、前述のとおり、最近の求職者はインターネットで検索して、あなたの医院を調べることが普通になっています。したがって、「求人サイト」、「求人動画」は必須だと思ってください。とくに、最近ではスマホで見る人が多くなっていますので、スマホに対応したサイトを作ることが必要です。そして、そのなかに、「歯科医院の理念」や院長・スタッフ紹介などのページを設けることをお勧めします。

求人広告では伝えきれないことをすべて書いて伝えるためには、求人サイト、求人動画が必要だと認識して、いますぐに整備することをお勧めします。

4．求人・採用のために時間と費用を確保しましょう

　スタッフ採用のためには、多大な時間と費用が必要になります。費用については工夫次第で効率的に求人・採用することも可能ですが、時間だけは十分に確保しておく必要があります。時間をかければかけるほど、優秀で理想的なスタッフを採用する確率が上がります。

　求人を始めてから状況に応じて時間を確保するのではなく、最初から、求人・採用のために使う時間を確保しておいてください。たとえば、休診日の半日は求人の確認や応募方法の改善について考えたり、対策を練る時間にしたり、土曜日の午後は、スタッフと一緒に対策会議を行ったり、候補者に会う時間を作ったり、ある程度の時間枠を押さえておきましょう。

　「そんな時間枠を取っておいても、誰も応募してこなかったら時間の無駄になる」と思うかもしれませんが、もし、誰も応募してこないとすれば、どこかを改善しないと、永遠に採用できないことになります。そのための改善方策を考え、実行するためには、やはり時間が必要になります。広告を掲載するメディアを変更したり、掲載文を変えてみたり、スタッフから医院の魅力を聞いてみたりとやれることは山ほどありますし、やればやっただけの成果は必ず出てきます。そのためのリソースを確保しておいてください。

■ メディア戦略

　ここまで読んでいただいた先生なら、ハローワークやネットの医療求人サイトに広告を掲載さえすれば、問い合わせがくるとは思っていないでしょう。まず、採用したい人材の目に触れるようなメディアを選ぶ必要があります。そのためには、採用したい人と同年代で同じような生活をしているスタッフや知人に聞くのが一番です。あるいは、歯科衛生士学校の先生に聞いてみるのもよいでしょう。このように、誰かに相談できるように、普段から交友関係を広めておくのも求人・採用で成功する隠れた秘訣です。

　求人に活用できるメディアおよび機会には、**表2**のようなものが挙げられます。ハローワークやインターネット求人などは多少の費用がかかりますが、多くの歯科医院があまりお金をかけていないので、強化していきましょう。また、紹介や勉強会などでチラシを撒くことなど、あまり費用がかからないものについてはすべてやってみてください。

第1章 求人・採用2　間違いだらけの求人・採用 ～なぜスタッフを確保できないのか？～　23

表❷　求人に活用できるメディアおよび機会	表❸　面接の手順
ハローワーク、求人サイト、求人広告誌、求人ポスター・チラシ、人材紹介・派遣会社、歯科衛生士学校からの紹介、院内・院外掲示、歯科衛生士会掲示、求人用名刺、歯科雑誌求人欄、地域紙求人欄、アドワーズ広告（PPC広告）、勤務衛生士からの紹介、スタディーグループ、院外向け勉強会、求人サイト、求人動画、知人からの紹介	1．求職者と会い、履歴書をもらう 2．質問シートの記入および試験を行う 3．履歴書、質問シート、試験結果について話す 4．歯科医院や仕事内容を説明する 　（スタッフが行う） 5．質問を受ける 6．院長は出て行き、スタッフが話をする

患者にそれとなく紹介を頼むという方法もあります。患者の知り合いの娘さんが、偶然今年高校卒業予定というケースもなくはありません。患者の紹介で就職した場合、それは強力な口コミになります。そううまくいくケースは稀かもしれませんが、所詮は人と人との繋がりですから、求人のときだけでなく、普段から求人・採用を頭の隅に置いて活動していくとよいと思います。

また、いまは動画の時代になりました。動画は、静止画の単位時間当たり5,000倍の情報があるといわれています。効率的に先生の歯科医院を知って貰うために、「求人動画」の制作をお勧めします。

■ 採用面接方法

問い合わせがきたらいよいよ採用面接です。ですが、ここで焦ってはいけません。長年、同志として一緒に働いていく仲間を決めるのですから、お互いに相手のことをよく知ったうえで、採用を決めましょう。現実的には難しいかもしれませんが、面接は2～3回行うのがベターです。また、院内見学会やイベントへの参加などをとおして、先輩スタッフとも触れ合えるようにするのもよいでしょう。そして、面接は院長1人で行うのではなく、同職種の先輩スタッフにも参加してもらうことが大事です。職務内容は同職種の先輩スタッフが一番よくわかっているからです。

1．面接の手順

面接は表3の手順で実施するとよいでしょう。多くの歯科医院が履歴書をもらって、こちらからいきなり話し始めます。面接はこちらから採用・不採用を判断する一方的な場ではなく、求職者からも判断する「お見合い」のような場と考えてください。「働きたい！」と思ってもらうためにも、医院としてのアピールやおもてなしをするようにしてください。経験や学業成績などは履歴書を見ればわかります。それよりも、「理念にあっている人」、「歯科医院で働くホスピタリティのある人」、「仲間のスタッフと一緒に働ける人」かどうかを観察しましょう。

2．採用判断

採用を決める際には、スタッフの意見も聞いて、準備段階で作成した「採用基

準」に照らしながら、「当院に合っているかどうか」、「伸びる人材かどうか」、「他人のために一生懸命に頑張れるかどうか」で判断してください。もし、院長先生の医院に合わないスタッフを雇ってしまったら、莫大な時間と労力をかけて教育しなければならず、最終的には早い段階で辞めてしまうことも起こり得ますので、慎重に判断してください。

3．フォローアップ

　医院にぴったりの人材でも、何らかの理由により採用に至らない場合もあります。そのときに、不採用で終わりにしないでください。せっかく面接にまで来てもらったのですから、お礼状を出して、その後もニュースレターや季節の挨拶、イベントの案内などを送って定期的に連絡を取り続けることをお勧めします。これをスタッフの「リスト化」と呼びます。そうすることで、採用条件が変わったときに声をかけると来てくれたり、別のスタッフを紹介してくれたりするようになります。また、緊急時にヘルプをしてくれる可能性もあります。

　不採用になってもフォローを行う医院は珍しいので、仲間内で口コミになって、相手のほうから働かせてほしいと問い合わせがあることも考えられます。どんな機会でも活用してスタッフ候補のリストを作っておくことをお勧めします。ただし、リストを作るだけではダメです。リストに載ったスタッフ候補には、勉強会、院内イベントの案内などを送って、長期的な人間関係を築くようにしてください。

■ ポイント

　院長先生の理想どおりの医院を本当に実現したいのなら、スタッフの求人・採用に時間と労力をかけて、長期的な視点で取り組むようにしましょう。

1．採用計画を立てましょう

　「医院の理念」を元に、具体的な採用計画を立てましょう。

2．求人メディアを選びましょう

　求人広告から即、問い合わせがあるとは思わないようにしましょう。あくまで、誘導先は医院の求人サイトです。

3．求人広告や求人サイト、求人動画は求職者目線で作りましょう

　求人広告や求人サイト、求人動画は「医院の理念」や院長先生やスタッフの紹介、職場の雰囲気などがわかるように作りましょう。

4．面接はお互いが理解し合えるまでじっくりと時間をかけましょう

　一度の面接で決める必要はありません。見学会やイベントなどにも参加してもらい、先輩スタッフとも触れ合える状況を作りましょう。

第1章 求人・採用　第1章 求人・採用 2　間違いだらけの求人・採用 ～なぜスタッフを確保できないのか？～　25

第2章 育成・定着

第1章 求人・採用

3 人材募集のひと工夫
～よい人材を呼び込むには～

丹野祐子（㈱グランジュテ）

■ なぜあの歯科医院にだけ、優秀なスタッフが集まるのか？

「歯科衛生士はどこにいるのだろう？ 求人を出しても応募すらない」という話をよく聞きます。ズバリ、歯科衛生士はスマートフォン（以下、スマホ）にいるのです。

近年の就職活動で大きく変わったのは、求人が紙媒体からパソコン検索を経て、スマホでの検索が主流になったことです。現代の学生は、スマホで検索して興味があったら応募するのが当たり前で、「看板を見たから」と言われることはなくなり、親戚の紹介やハローワークの職員が勧めてくれたということも少なくなってきているのです。

現在はスマホの小さい画面で情報を伝え、求人広告をクリックしてもらえるかどうかが、募集のスタートです。歯科医院をアピールできる機会は増えたといえますが、求職者に伝わる情報量はとても少なくなったのです。

今後の求人は100％Web経由になると思われます。重要なのは、いかに自院の求人広告をクリックしてもらうかに尽きます。クリックしてもらえなかったら、いくら魅力的なホームページや労働条件を整えていても応募がないのです。

人間の行動パターンは、「印象に残り、心に刺さった結果行動に至る」と、とてもシンプルです。求職者の印象に残るようなものを作ることができれば、問題を解決できます。スマホを制する者が採用を制すといっても過言ではありません。

■ 魅力的なキャッチコピーを考えよう！

人材を募集する際、「アットホームな歯科医院」、「和気あいあいとしたクリニック」、「きれいなクリニック」などのキャッチコピーで広告を出したことはありませんか。

現在、ほとんどの歯科医院が同じ求人広告媒体に広告を出しています。たとえば、「歯科衛生士　東京都」で検索すると、求人広告が山のように表示されます。それを見ながら、自分がクリックした求人広告、しなかった求人広告のよいとこ

チームメンバー募集中	働く女性を応援、 女性が働きやすい職場です

キレイなクリニック！
アットホームな歯科医院です！

一緒に成長したい方募集!!

図❶　クリックしたくなるようなキャッチコピー？

ろと悪いところを研究してみましょう。

　先述したとおり、採用は数多くある求人広告のなかから、いかに自院をクリックしてもらうかにかかっています。

　図1にキャッチコピーの悪い例を挙げます。求職者がクリックしたくなるようなものはありますか？　クリニックが汚く、アットホームではない歯科医院なんてないと思います。女性の働きにくいクリニックもありません。まだ入社もしていないのに成長といわれても重たいですし、ありふれたキャッチコピーではなく、自院に就職したら具体的にどうなるのかを考えて、どんな人を採用したいのかを考えることもポイントです。

■ キャッチコピーに入れると効果的な情報

　以下の2つのキャッチコピーがあったら、どちらをクリックしますか？

A：アットホームな八重洲にある歯科医院です

B：【東京駅2分】社保完備☆18時半退勤！

　A・Bともに同じ歯科医院の話です。写真はないですが、キャッチコピーだけで大きな違いが生じるのがわかります。また、全国からスタッフを集めたい場合、誰もが「八重洲」という地名を知っているわけではありません。東京駅2分のほうがキャッチコピーとしてはよいでしょう。キャッチコピーに入れると効果的な情報として、以下のようなものが挙げられます。

①駅から近い場合は徒歩何分か（例：渋谷駅30秒）

　「徒歩」は字数がもったいないので入れません。

②都心から近い場合の地方都市、都心から何分か　（例：東京駅から30分）

　交通手段はあえて入れません。不明な部分を残して医院のホームページに誘導するのも手です。

③年齢が高くても採用したい（例：50代・60代歓迎）

　年齢を掲載できない求人媒体もあります。

第1章 求人・採用 3 人材募集のひと工夫 ～よい人材を呼び込むには～　27

> **【渋谷駅30秒】50代歓迎☆18時半退勤！**
> 50代で通勤に便利な勤務先を探していたら、
> クリックして中身を見てみたいと思いませんか？

図❷　効果的な情報をキャッチコピーに加えることで、
医院のホームページを見る可能性が高まる

④19時前に退勤できる場合はその旨を記載（例：18時半終業）

　4つの効果的な情報をすべて合わせると、図2のようなキャッチコピーになります。逆に、「きれいな歯科医院です」など医院として当然のことや「○○県○○市にある歯科医院」、「スケーリングやTBIをお任せします」といったクリックすればわかる情報は、キャッチコピーに入れる必要はありません。

■ 医院のよいところを探してみる

　さて、キャッチコピーに入れられるポイントが見つからないという院長もいると思います。しかし、医院で当たり前に実施している労働条件が、他業種からみたらとてもよいという場合があります。いくつか例を挙げます。

①**年間休日が125～130日**

　一般企業に比べると、歯科医院は休日が多いのです。カレンダーに休診日を記入し、しっかり計算しましょう。年末年始、夏季休暇を有給に充てていない医院は、それもアピールポイントです。

②**社会保険加入（健康保険・失業保険・労働保険・厚生年金）**

　歯科衛生士学校の先生が、「厚生年金に加入できる医院に就職しなさい」と学生に話していると聞いたことがあります。今後、厚生年金の加入は必須になるかもしれません。そのほか、福利厚生サービスに加入していたら、それも併せてアピールしましょう。

③**週の労働時間が40時間またはそれ未満**

　1日の労働時間もしっかり計算しましょう。採用が進まない医院で労働時間を計算したところ、週の労働時間が40時間以下のクリニックが数軒ありました。週の労働時間が40時間またはそれ未満の場合は、アピールポイントになり得ます。

④**退勤時間が19時より前**

　都心部では、22時まで診療している歯科医院は少なくありません。つまり、18時半から19時、遅くとも19時すぎに退勤できるのはかなりのアピールポイントです。また、診療開始時刻が10時からというのも同様です。

表❶　改めて医院の基本的な情報を整理してみましょう

年間休日数	日
加入保険の種類	
週の労働時間	時間
診療開始時間	
診療終了時間	
健康診断を実施して	いる ・ いない
Ｂ型肝炎予防注射を実施して	いる ・ いない
インフルエンザ予防注射を実施して	いる ・ いない

⑤健康診断、Ｂ型肝炎予防注射、インフルエンザ予防注射の補助がある

　歯科医師会で健康診断を実施していたり、全国歯科医師国民健康保険組合によるインフルエンザ予防注射の補助がある場合、それもアピールしましょう。歯科医師会に加入していない医院もあるので差別化になります。

　以上のように、当たり前に実施していた労働条件が、求職者にとってはよい条件として捉えられる可能性があります。改めて、医院の労働条件を整理してみるのもよいかもしれません（**表1**）。

■ 医院の悪いところを探してみる

　人材が集まりにくい医院の特徴に、以下のようなものがあります。
①**夜遅くまで診療している**
②**日曜日・祝日に診療している**
③**駅から遠い、交通の便が悪い**

　人材が集まりにくい条件がある場合は、求人広告に工夫が必要です。悪い条件を記載しないという手もありますが、いまは Web の時代です。隠したとしても、医院のホームページを見れば診療時間やアクセスはすぐにバレてしまいます。

　医院のホームページを見て、「ここは夜遅くまで診療をしているな」、「駅から遠いな」と応募を断念されてしまうのでしたら、都合の悪いことでも正直に伝え、それを改善するために工夫をし、そのうえで記載しましょう。

①**夜遅くまで診療している**

　夜間や土・日・祝日に診療している医院は患者に困らない一方で、スタッフ採用にとても苦労する傾向があります。しかし、最終アポイントの時間にすべてのユニットは埋まっていますか？　実際は半数ぐらいだと思います。したがって、

第1章 求人・採用 3 人材募集のひと工夫 〜よい人材を呼び込むには〜　29

定時に帰る組、残業ある組と簡単なシフト制にすることをお勧めします。

　また、夜間だけ学生のアルバイトを採用して滅菌や掃除を任せ、少しでも正社員が早く帰れる努力が必要でしょう。1日の勤務時間が長いかわりに、週休3日にする手もアリでしょう。実際、そのような医院も増えています。

②日曜日・祝日に診療している

　日曜日・祝日に診療している場合、スタッフもそれなりに多いと思います。もし、日曜日勤務が毎週ではない場合は、その旨を説明文に追加しましょう。

　週1日だけ働きたい歯科衛生士や日曜日にアルバイトをしたい歯科衛生士学校の学生もいると思います。ただ、学生の場合、テスト前は全員欠勤というリスクがあるので、すべてを頼るのは危険です。

③駅から遠い、交通の便が悪い

　駅から徒歩10分以上、もしくはバスという場合、求人が集まりにくいことがあります。駅に自転車置き場を借り、自転車を貸し出したり、天気が悪い日はタクシー代を負担したり、何らかの工夫が必要です。

■「この医院に就職するとどうなるか？」を明確にする

　この医院に就職した場合、どんな人が何をしているかを明確化することにより、求職者が自分にも関係があると思い、応募に繋がるということがあります。また、具体的にどのようなスキルが活かせて、どのように活躍できるかを記載することで、ほしい人材に限局して確保できるメリットもあります。

　たとえば、「40代・パソコンが得意な方歓迎します」とキャッチコピーに入れた場合、40代でも応募できますと求職者に訴え、さらに「パソコンが得意な方」と具体的に必須スキルを入れることにより、採用したらパソコンが使えなかったというミスマッチもなくなります。

　また、予防中心の治療方針を掲げた歯科医院の場合、「予防中心、外科処置なし」と記載します。そうすることにより、外科処置のアシストが苦手な方が応募してきます。逆に、インプラントのアシストとして歯科衛生士を採用したい場合は、「インプラントのアシスタント募集中」と、インプラントのアシストのみの仕事とわかるようにすることで、患者さんと接することが苦手で、ひたすらアシスト業務をしていたい人の心に刺さり応募に繋がるのです。

　採用したい人物像は、「明るい、正直、ポジティブな方」と誰もが当たり前のように想いうかぶものではダメなのです。採用したい人の条件が"ぽやっ"としていると、キャッチコピーもそのようになりがちです。とくに歯科助手・受付の

4年前に開業した医院です。スタッフ皆和気あいあいと診療しています。ぜひ私たちと一緒に働きませんか。

《マニュアル完備》
早く仕事に慣れることができるよう、当医院にはマニュアルが完備されています。先輩歯科衛生士も多数在籍していますので、わからないことは随時聞いてくださいね。

《充実の福利厚生》
社保完備はもちろん、歯科衛生士数が多いので有給が取りやすい態勢になっています。事前に申し出ていただければ、大切なイベントに出席できます。

《スタッフ定着率100%》
当医院は入社後の定着率がよく、新卒歯科衛生士の離職率ゼロを数年継続しています。産休制度を利用するスタッフも多く、出産してからも時短勤務などで戻ってくる方が多いのが特徴です。

《外部講師による指導があります》
診療時間内にフリーランスの歯科衛生士による勉強会があります。
スキルアップ態勢もしっかり整っています。

図❸　よい文章の一例。外部講師や勉強会について記載する場合、診療時間内であるのか、休日にセミナーに行く場合は交通費が出るのかも記載したほうがよい

場合は、業務内容を明確化することをお勧めします。

■ キャッチコピー以降の求人文章をどうするか？

　医院のキャッチコピーができたら、以降の文章に何を書くと効果的なのでしょうか。キャッチコピーを作ったときと同じように、5つほど医院のよいところをリストアップしましょう。医院理念を書く院長もいますが、この文章はあくまでも応募を誘導するツールです。超売り手市場の現在、応募書類や履歴書でふるいにかけることだけは避けましょう。応募が来て、面接の際に医院の理念に共感できるか確かめればよいのです。また、理想の人物像も書きすぎないほうがよいでしょう。求める人材に「嘘を付かない方」と書かれている場合がありますが、「過去に医院で何かあったのかな？」と想像してしまいます。「素直で前向きな方」程度に留めておくとよいでしょう。図3によい文章の一例を示します。

　さらに、医院に就職したらどんなメリットがあるのかをリストアップし、それを文章に加えるとよいでしょう。ただし、社員旅行や飲み会をメリットとして挙げるのは気をつけましょう。最近の傾向として、会社のイベントは仕事と位置づけ、嫌がる若者が多いのも事実です。実際、医院のイベントの写真が多いクリニックは避けるという求職者が多いのです。

　甘い文句で求職者を誘うのはどうかと思われるかもしれませんが、応募がなければ面接して選考するというステップに移ることができません。求人広告に厳し

いことは書かないほうがよいでしょう。

■ 職種によって効果的な求人媒体

1．歯科衛生士

グッピー、ジョブメドレー、Indeed などの Web 広告、『タウンワーク』や『とらばーゆ』などの求人誌は、大きい広告枠は効果的ですが、小さい枠は効果が低いです。

紹介会社に登録する歯科衛生士も増えてきました。「紹介会社に登録する方は遠慮したい」、「紹介料が高い」との声を聞きますが、登録する歯科衛生士のほとんどは、「自分で選ぶ自信がない」などの理由から、紹介会社に給与の交渉に入ってもらったほうが安心と考えているようです。さらに、転職活動を真剣に考えている傾向もあり、一般応募よりモチベーションも定着率も高かったりします。歯科の紹介料は、有資格者のなかでは安い傾向にあるため、紹介会社を通じての応募者も積極的に採用を検討したほうがよいでしょう。

しかし、紹介会社に登録したから歯科衛生士を必ず採用できるとは限りません。登録されている歯科医院のなかから読者の先生の歯科医院が選ばれる必要があります。それゆえに、紹介会社を使用する場合でも、医院のよいところの整理、キャッチコピーをしっかり決めておくことが大切なのです。

2．歯科助手・受付

歯科助手、受付の採用には『タウンワーク』、『とらばーゆ』、Indeed が効果的です。もし募集するのでしたら、上記求人媒体に一斉に出すことをお勧めします。マイナビ、リクナビは事務職系に強いので、近年、求人を出しても応募が入りにくい傾向にあります。

■ いろいろな採用のカタチ

1．新卒の高校生を採用する

まず、ハローワークに登録しましょう。毎年6月ごろから登録ができます。高校の新卒は、8月ごろに就職活動が解禁されます。歯科医院への就職希望者は多く、採用枠が1名の場合、学校側も不採用者を多数出すわけにはいかないため、学校推薦というかたちで成績および素行のよい優秀な生徒を1〜2名応募させます。

2．新卒の大学生を採用する

ハローワーク、加入していれば地域の商工会議所主催の就職説明会に参加しましょう。ただし、高卒とは違い、歯科医院は就職説明会では人気がありません。

就職説明会への参加ポイントとして、初夏から秋ごろに開催されるものに参加しましょう。早くに参加すると、滑り止め就職先となりかねません。

4. 歯科医院はホワイト企業

「ブラック企業」という言葉が一般化し、厚生労働省のホームページでも労働基準法を違反した企業が閲覧できるようになりました。そこには大手広告代理店など、学生なら就職したいと思う人気企業の名も連なっています。とくに36協定に違反した企業が掲載されていますが、その他の理由でも掲載されています。そのリストのなかに医療法人はありません（平成29年11月末現在）。

歯科医院は、有名企業に引け目を感じる必要はないと思います。深夜までの残業はありませんし、早朝出勤もありません。昼休みもしっかりとれます。休日出勤、10日を超える連勤もありません。歯科医院は立派なホワイト企業です。歯科医院という医療機関で働くことのメリット、やりがいをアピールすることで、よい学生に出会えることでしょう。

5. 厚生年金未加入だと採用に不利？

「厚生年金に加入できますか？」と見学前に問い合わせがあることもありますが、厚生年金未加入でも採用に成功している歯科医院はたくさんあります。逆に、採用のために厚生年金に加入し、毎月の社会保険料の支払いが医院経営を圧迫する場合もあります。

厚生年金未加入の場合、それ以外の魅力をアピールします。たとえば、求人をお子さんがいる歯科衛生士に絞り、駅が近い、診療時間が早く終わる、勤務時間を選ぶことができるなどを提案します。他にもボーナスを1.5ヵ月×2回にするなど、厚生年金にだけこだわらないほうがよいでしょう。

6. この医院いつも求人出してるな……

採用の仕事をしていると、「この医院、いつも上位表示されているな……」と思うことがあります。筆者が医院名を覚えるほどということは、多くの求職者の記憶にも印象に残っているでしょう。

求人広告や採用サイトは、求人時以外でも残しておきましょう。もし求人時以外に求職者から問い合わせがあった場合、連絡先を控えて欠員が出たら連絡するという方法を取ることも可能です。求職者を待たせるほど応募が来ないと思っているかもしれませんが、求人情報をつねに発信することでそれは可能になるのです。とくに採用サイトは紙媒体とは違い、ブラウザのお気に入りやブックマークで保存できます。気になったら、応募フォームなどから簡単に応募できるのです。

第1章 求人・採用

4 求人・採用の仕組み作り

黒飛一志（㈱デントランス）

■「求人・採用の仕組み」とは？

　仕組みとは、誰がいつ行っても同じ結果が出せる考え方から方法までをいいます。つまり、「求人・採用の仕組み」とは、10年、20年とスタッフの求人・採用で困らない考え方や方法のことをいいます。

　スタッフの求人・採用の仕組み作りのために、最初に準備しておくべきものがいくつかあります。それが、第1章2項「間違いだらけの求人・採用〜なぜスタッフを確保できないのか？〜」（P18参照）でご紹介した下記の5つです。

- 歯科医院の理念
- 採用計画
- 採用基準
- 就業規則
- 求人サイト・求人動画

これらは一度作ってしまえば、その後の変更は容易にできます。最初は作るのに抵抗があるかもしれませんが、これらがないと、理想の人材を集めることはほぼ不可能ですので、いますぐに作ることをお勧めします。本項では、ぜひとも仕組み化しておいていただきたい取り組みをご紹介していきます。

■ 歯科医院の理念

　最初に紹介するのが「歯科医院の理念」です。これは、スタッフの求人・採用のためだけではなく、歯科医院を経営するうえで絶対に必要となるものです。なぜなら、この「理念」こそが、あなたがどのような歯科医院を経営したいと思っているのか、どのような患者に医療サービスを提供したいと思っているのか、そして、そのために、どんなスタッフと一緒に仕事をしたいと思っているのかを端的に表現したものだからです。

　この「理念」があれば、それに共感したスタッフだけが集まってきますので、採用後に「こんなはずじゃなかった」といって、早々に離職していくスタッフを

排除することができます。もし、まだ「歯科医院の理念」を作成していないのであれば、ここで紹介するステップに従って、ぜひ「理念」を作成してみてください。なお、この「理念」は、一度作ったからといって変更できないものではないので、現在の気持ちに素直になって作成してみてください。

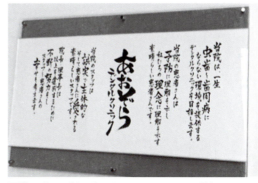

図❶　あおぞらデンタルクリニックの理念

1．理念の例

「理念」の作成ステップを示す前に、「理念」の例を紹介いたします。筆者が理事長を務める"あおぞらデンタルクリニック"の「理念」です（図1）。

あおぞらデンタルクリニックは、一生、虫歯と歯周病にならない環境を提供するデンタルクリニックを目指します。

あおぞらデンタルクリニックの患者さんは、予防に理解を示し、私たちの理念に理解を示す、素晴らしい患者さんです。

あおぞらデンタルクリニックのスタッフは、誠実で主体的な、そして、患者さんに愛される、素晴らしいスタッフです。

院長、理事長は、上記を達成するために、不断の努力をし、スタッフと患者さんの幸せを考えます。

いかがでしょうか。書いてあること自体は、そう難しいことではないですが、何となく、どのような医院なのかというイメージが浮かんできませんか？　同時に、院長先生はこの「理念」を求職者に面接で話すことをイメージしてください。次に「理念」を作るための秘訣を述べていきます。

2．「歯科医院理念」作りの6ステップ

STEP 1　院長のライフプランを明確にする

歯科医院経営は、院長先生の人生の目標を叶える手段にすぎません。ライフプランが明確だと、毎日の歯科診療の理念、行動が明確になります。

STEP 2　患者、スタッフ、経営に対するストレスを書く

院長先生が日々感じている、患者、スタッフ、経営に対するストレスを書き出します。ここは非常に重要です。なぜなら、感情を抑制している状態では、院長先生が本当にしたいことや理想は見えてこず、「理念」が作成できないからです。

STEP 3　原点に立ち戻る

原点に立ち戻りましょう。なぜ、歯科医師を志したのか、なぜ、歯科医院開業

を志したのかです。この答えに院長先生の歯科医院経営の原点があります。

STEP 4　院長先生の理想を書く

　どんな患者に来てほしいのか？　どんなスタッフと一緒に働きたいのか？　スタッフはどのように成長してもらいたいのか？　どんな歯科医院経営を行っていきたいのか？　などの、院長先生の理想の患者、スタッフ、歯科医院を書きます。STEP1～3は、この理想を書くための準備です。ここでも決して自分に嘘をついてはなりません。

STEP 5　それらに対してコミットできる内容を書く

　STEP 1～4に対し、院長先生の覚悟を書き出します。理想ばかりを書いて、スタッフや患者にだけ変化を求めても、それは難しいということです。なぜなら、歯科医院の中心である院長先生が変わらなければ、スタッフや患者も変わらないからです。

STEP 6　STEP 1～5を修正し、「理念」を完成させる

　これらのことを一度やって終わりというわけではありません。自分に正直になって何度も見直しをすることで、よい「理念」を作ることができます。

■ 求人ツールの作り方の基本

　さて、「理念」ができあがれば、どんなスタッフと一緒に働きたいかが明確になってくると思います。これから、そのようなスタッフを集めるために、求人・採用をしていくわけですが、それは、言葉や文字、映像によって求職者に伝えていくことになります。しかし、どんなに素晴らしい「理念」があっても、求職者に伝わらなければ何の意味もありません。ですから、ここでは、求人ツールを作るうえで押さえておきたい基本的なことを紹介いたします。

1．理想のスタッフ像の明確化

　まずは、募集する求人像を明確にします。「理念」において広い意味でほしい人材像が示されていますが、求人を行う際は、さらに具体的にする必要があります。たとえば、あおぞらデンタルクリニックの「理念」からは、予防歯科を志し、主体的に活動でき、ホスピタリティに溢れる歯科衛生士というスタッフ像が浮かんできますが、これに当てはまる歯科衛生士は、新卒・経験者を問わないでしょう。

　また、既婚者で時間に制約がある人もいますし、キャリアアップを重視する人もいるでしょう。人それぞれ、自分の信念や価値観をもっており、これが合わないとストレスを生じ、最終的には離れていってしまいます。したがって、求人を行う際には、勤務条件だけでなく、あなたの医院の信念や価値観を示して、「こ

んな人に来てもらいたい」ということを表明する必要があります。

　売り手市場の現在、あまり制限をつけるとそれに完璧に合う人材を見つけるのは困難ですが、「誰でもいいから来てくれ」という歯科医院はスタッフが定着しないことが当たり前ですし、いまの歯科医院のシステムを混乱させてしまうことがあります。ぜひ、「求めるスタッフ像」を明確にしましょう。

２．求職者のリサーチ

　そうはいっても、院長先生は、「求職者がどんな信念や価値観をもっていて、どのようなことを不安に思っているかなどはわからない」と思っていますよね？　そのために、求職者のリサーチを行います。たとえば、他院に勤務する知り合いの歯科衛生士でこちらの求める条件に合う人がいたら、その人に聞いてみるのもよいと思います。あるいは、現在勤務しているスタッフに、どんな人が仲間に加わってほしいのか、そういう人は何を考えているのかを聞いてもよいでしょう。

　スタッフに相談する際は、探偵のように根掘り葉掘り聞くのではなく、雑談をしているだけでも、なんとなくある種の価値観を感じたり、どのようなところを不安に思っているかといったことがわかるはずです。たとえば、現在のスタッフとの雑談で「どうしてウチの医院に応募しようと思ったの」、「問い合わせするとき不安じゃなかった」、「最後の決め手はなんだったの」などと聞いてみると、院長先生が思ってもみなかった意外な返答がきたりします。

３．マッチング

　求職者のリサーチが終わったら、次は、医院の特徴や強み、ニーズなどとのマッチングを行います。たとえば、院内および院外の技術研修に力を入れている医院では、経験や技術不足を気にしている求職者だとしても、相性がよいということです。当然ですが、マッチングすることが多いほど、ほしい人材を採用できる可能性が高くなります。どんな些細なことでも構いませんので、できる限りマッチング要素がないかを検討してください。

４．キャッチコピーの選定

　採用サイトに、すべてのマッチング要素を掲載できればよいのですが、限られた文字数で構成されている求人広告などではそうはいきません。そのため、複数のマッチング要素のなかから、最も求職者にインパクトを与えるものをキャッチコピーの素材として選定します（第１章３項「人材募集のひと工夫〜よい人材を呼び込むには〜」P26参照）。

５．写真・動画

　求人広告は文字で伝えるだけでなく、医院のイメージを視覚的に伝えることも

できます。求職者が視覚的に認識することで医院の職場の環境や雰囲気をよりイメージしやすくなります。とくに最近では、スマートフォン（以下、スマホ）で動画を見ることが当たり前になっているので、動画は必須アイテムと考えてよいでしょう。求人動画のポイントは、「求職者が働きたいと思う職場に見せる」ということです。これは"無理に飾る"という意味ではなく、求職者の目線から自然に、本来の姿を見せるということです。したがって、医院の外観や院長先生の挨拶だけでなく、どんなスタッフと一緒に働くのか、どんな設備が揃っているのか、研修会や勉強会はどのように行われるのか、場合によっては、患者の様子や慰安会などの様子を掲載するのもよいと思います。

■ 求人サイト、求人動画の事例

1. 求人サイトの制作

　繰り返しになりますが、求人広告などのメディアでは、院長先生の「理念」や価値観、医院の様子などを伝えるにはスペースが足りません。したがって、これらのメディアの目的は、あなたの求人サイトに誘導することです。求人サイトなら十分すぎるほど院長先生の思いや医院の紹介ができます。

　求人サイトを見て、自分に合った医院だと思った人だけが問い合わせをしてきます。つまり、求めていない人材のために無駄な時間や費用を使うことを避けることができます。まずは、パソコン用の求人サイトの例を紹介します。

　図2は、筆者が代表を務める㈱デントランスが制作のお手伝いをさせていただいた「津田歯科医院」の求人サイトのファーストビュー（一番最初に表示される部分、スクロールしないで見られる部分）です。全体のイメージとして、温かく楽しい雰囲気が伝わってきます。人の目線は通常、左上から始まりますので、この部分に医院名と「求人専用サイト」という表示を入れることで、患者はほとんど見ないようになります。

　その下にあるのがキャッチコピーです。ここには、求職者の注意を惹くことを書きます。経験の浅い新卒者や出産などでブランクのある歯科衛生士を集めたい場合、求職者が気になることといえば「自分でも大丈夫だろうか？」ということです。そのため、「院内・院外講師による講習があるので安心ですよ」とアピールすることで、求職者の注意を聞くことができます。ちなみに、キャッチコピーの上に、スタッフが通ってくる市の名称が書かれています。これは、同じ市に住んでいる求職者に親近感をもたせるためのテクニックです。また、キャッチコピーのすぐ後に、第2、第3のマッチング要素が掲載されています。

このように、マッチング要素を増やせば、ほしい人材にぴったりの求職者が問い合わせしてくることになります。たとえば、津田歯科医院の場合、「出産・育児で少しブランクのある歯科衛生士で、育児をしながら働きたいと思っている求職者」を集めることができます。また、問い合わせしやすいように、「履歴書なしの見学OK」や「質問OK」などの文言を入れましょう。ファーストビューの下には、表1に挙げる要素を配置しています。

図❷　津田歯科医院 求人専用サイト
(http://tsuda-rec.com/）

次に、スマホ用の求人サイトの例を紹介します。

図3に、当社が制作のお手伝いをさせていただいた「宮﨑歯科医院」の求人サイトのファーストビューを掲載します。こちらも、パソコン向けのサイトと同じように「求人サイト」であることを最初に記載しています。ただ、パソコン用サイトと違うのは、右上に電話がかけられるボタンが配置されていることです。これは、スマホの電話機能を活かして、問い合わせしやすいように配置したものです。

電話ボタンの下にあるのがキャッチコピーです。宮﨑歯科医院のモットーである「仕事は楽しく♪」を紹介して、働きやすく、やりがいのある職場であることをアピールしています。そして、スタッフ全員の写真を掲載することで、医院の雰囲気を伝えています。

また、スマホ用サイトでは、パソコン用サイトに比べて文字数を少なくし、代わりに文字を大きくしましょう。スマホの画面は小さいため、文字数が多くなると、読みづらくなるからです。これは電話をかけるボタンや他のページへのリンクボタンなどにも同じことがいえます。ボタンを小さく配置した場合、意図したボタンとは別のボタンを押してしまうからです。

そして、スマホ用サイトの特徴的なものが、ファーストビューの下の部分に他のページへのリンクボタンを多く配置していることです。パソコン用サイトと同じ構成では、全体を見るのにスクロールし続けなければならないため、求職者がほしい情報に辿り着くまでに、諦めてしまう恐れがあるからです。したがって、

表❶　求人専用サイトのファーストビュー以下に掲載する内容

医院紹介の動画	院長やスタッフおよび職場の状況を紹介した動画。動画は文章よりも雰囲気を伝えるのに優れています
医院の特徴	求職者目線でマッチング要素のすべてを文章と写真で説明します
院長やスタッフの紹介	一般的な紹介に加えて、通常の求人広告では伝えきれない、職場の紹介、あなたの医院で働くメリット、院長・スタッフの人柄がわかる自己紹介やストーリー、勤務体系や時間などをできる限り詳細に記載します。そうすることで、より親近感がわきます。もちろん、「医院の理念」を掲載しても構いません

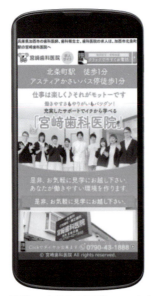
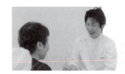
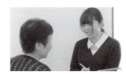

図❸　宮﨑歯科医院 スマホ求人サイト（http://miyazaki-kyu.com/s）

　ファーストビューでサイト全体を俯瞰して、詳細は別のページにリンクするように構成します。見やすくなる以外にも、データ量も少なくてすみ、読み込みが速く、求職者にストレスを与えない効果もあります。求人サイトはパソコンユーザー用、スマホユーザー用に見せ方を変えることが重要です。

2．求人動画の制作

　いまや動画の時代になりました。商品が動画で売れ、調べ物を動画で行う時代にもなりました。それは歯科医院における求人も同じです。たくさんの歯科医院から自分に合った歯科医院を探している求職者は、多くの歯科医院があるなかで、1つの歯科医院の情報をすべて見てくれません。しかし、動画はいったん求職者の興味を惹くと、ホームページよりも長くたくさんの情報を見てくれます。つまり、歯科医院の魅力を効率的かつ効果的に伝えることができるのです。

　当社では、500以上の歯科医院のプロモーション動画を制作しました（2017年12月現在）。そのなかでどうすれば、求職者に先生の歯科医院のよさが伝わる

のかを研究したところ、
- 動画を見て仕事の様子、スタッフの様子がわかること
- スタッフが実際のことを話すこと
- 院長はスタッフへの想いを話すこと

が重要であるとわかりました。
当社では、たくさんの求人動画を制作しましたので、「YouTube　デントランス」で検索してご覧ください（**図4**）。

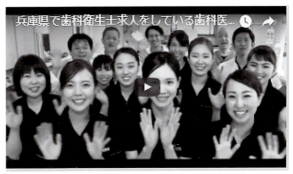

図❹　医療法人真心会 歯科衛生士 求人動画（https://www.youtube.com/watch?v=VuLQUthqMwI）

■ 院内、院外掲示

　歯科医院は地域密着ビジネスですので、基本的にスタッフも近隣地域から募集することになります。そうすると、求職者はあなたの患者の知り合いである確率が高くなります。そして、患者の口から「あそこの歯科医院はいいよ。先生も優しいし、スタッフも親切だし。みんな楽しそうに働いているからね」と求職者に伝われば、これほど説得力のある言葉はありません。

　したがって、求職者が来ないからといって院内・院外掲示をやらないのではなく、患者に紹介を促すために日ごろから行ってください。広告費はかからないのでお勧めです。なお、院内・院外掲示を作るのはとくに難しいことはありません。求人サイトの一部を引用してポスター形式にしてもよいですし、スタッフが手書きで「一緒に働く仲間募集」というポスターを作ってもよいでしょう。

■ 院内新聞（ニュースレター）

　院内・院外掲示と同じ目的で使われるもう1つのツールが院内新聞（ニュースレター）です。院内・院外掲示の場合には、医院を訪れた人にしか知らせることができませんが、ニュースレターを郵送すれば、普段は医院を訪れない人にも、求人していることを伝えることができます。

　たとえば、知り合いになった歯科衛生士さんに定期的にニュースレターを送っていれば、そのニュースレターに求人していること、心当たりがあれば誰か紹介してほしいといったことを掲載することによって紹介が期待できます。

　また、求人サイトのURLやQRコードを掲載しておけば、興味のある人がアクセスしてくれます。また、ニュースレターを受け取っている人は、院長先生や

医院との関係性が構築されているので、ほしい人材を紹介してくれるかもしれません し、紹介された求職者も安心して問い合わせをしてきます。求人を行う際に ニュースレターを活用できるように、普段からニュースレターを送りましょう。

■ 求人用名刺

院内・院外掲示が主に患者からの紹介を意図したものに対して、スタッフに口 コミ紹介してもらうための必殺ツールが、「求人用名刺」です。歯科衛生士には 歯科衛生士の友だちがたくさんいます。歯科衛生士同士の女子会などで情報交換 を行っています。そんなときに、「ウチの医院はこんな医院で、歯科衛生士の募 集をしているんだよね」というときに使えます。

図5に、当社で制作した「倉橋歯科医院」の求人用名刺を提示します。3つ折 りになっていて、折りたたむと名刺サイズになります。医院紹介、院長の想い、 求人内容、当院で働くメリット（マッチング要素）、先輩歯科衛生士の声などを 簡潔にまとめて掲載されています。もちろん、求人サイトへの誘導URLやQRコー ドも掲載されています。求人用名刺も、求人サイトの内容を流用して組み合わせ れば作れてしまいます。

このような名刺を作ってスタッフに渡しておけば、スタッフは医院の求人とい う大切な仕事を任されていると感じてモチベーションが高くなります。また、こ のような名刺をもち、求人を任されている歯科衛生士はほとんどいないため、歯 科衛生士が集まった場で積極的に話してくれたりします。

■ 面接質問シート

求人サイトから問い合わせがきたら、見学や面談に進みます。このときに用意 しておきたいのが、「面接質問シート」です。ほとんどの院長先生は、求職者が 持参した履歴書をもとに面接しますが、履歴書には院長先生が知りたいことが書 かれていなかったり、面談時に聞こうと思っていたことをうっかり聞き忘れたり することがあります。このため、履歴書とは別に、面談の前に求職者に書いても らうための「面接質問シート」を準備しておくのがよいでしょう。これも一度作っ てしまえば、その後も使えますので、求人・採用システムのツールの1つとして 準備してください。

この「面接質問シート」には、志望動機、自己PR、前職場で職務内容、前職場・ 退職理由、希望給与などの面接のときに聞きにくい内容を書いてもらいましょう。

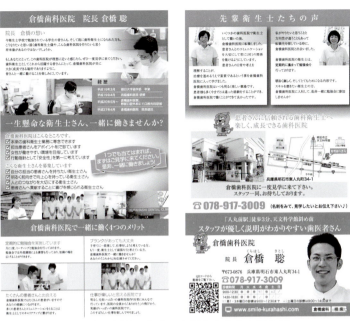

図❺　倉橋歯科医院・倉橋 聡先生の歯科衛生士求人用名刺

お礼状

　面接後や採用可否が決まった際は、応募者にお礼状を出すようにしましょう。これも定型化しておいて、宛先、名前を記載したら投函できるようにしておけば、労力をかけずにできることです。

　お礼状の基本は手書きで、すぐに出すことです。内容は、面談に来てくれたことに対するお礼、採用することになったら、選んでくれたことに対するお礼と、今後の活躍への期待を述べます。

　また、採用できなかった場合にもお礼状を出すことをお勧めします。こちらから断った場合には、その理由と機会があればまた応募してほしいということを書きましょう。一方、応募者に断られたら、その方が医院に必要な人材であること、何かあれば、いつでも声を掛けてほしいということ、医院のイベントなどの案内を出すので遠慮せずに参加してほしいことなどを書いてください。

まとめ

　具体的な事例を挙げて、求人・採用活動で活用できるツールを紹介しました。優秀なスタッフを採用することは、歯科医院の成功に必要不可欠です。したがって、求人・採用をシステム化して、求職者の都合のよいときに、医院の求人サイトにアクセスできるようにしておくことが大切です。よい人材こそ、時間と費用と手間をかけて探し続けるものだということを忘れないでください。

第1章 求人・採用

5 歯科助手・歯科衛生士 採用面接の極意

丹野祐子（㈱グランジュテ）

面接を成功させ、優秀な人材を採用するためのポイントを解説します。実際の採用活動における押さえるべきポイント、どのような方を選ぶとよいのか、逆にどのような方を避けるべきなのか、具体的な事例も踏まえて紹介します。

■ 応募書類は参考程度と考える

5年ほど前であれば、歯科助手・受付で求人をかけたら50人以上の応募がありました。現在は時期が悪いと、応募がゼロに終わることもあります。さらに、応募があったとしても、年齢的にNGであったり、応募書類に不備があり、面接に至らなかったりするケースもあると思います。

応募自体が少なくなっている現在、応募書類は参考程度と考え、できれば応募者全員を面接したほうがよいでしょう。最近は、見た目が若い40代の方も増えているので、年齢で落とすのはもったいないです。

一方、「全員面接する時間がない」とお考えの先生も多いと思います。しかし、面接予定者が当日来なかったことはありませんか。以前は、履歴書を1枚ずつ書いて投函する労力のかかる作業だったので、複数の企業に応募書類を送るのはたいへんでした。したがって、本当に就職したい企業だけに応募書類を送付していました。しかし、現在は応募がWeb経由になり、応募過程がとても簡単になりました。履歴書はクラウド上に保存してあるので、1枚作成すれば、ワンクリックで応募できます。つまり、"数撃てば当たる方式"で複数の企業への応募が可能です。求職者は書類審査に合格した時点で、初めて本当に就職したい企業を選ぶのです。筆者の知り合いの大企業の採用担当者によると、大企業でさえ、書類選考合格通知を送って面接に来る求職者は半数と話していました。面接連絡をした人のうち、半分は面接に来ないという心構えをしておいたほうがよいでしょう。

■ 短時間で効率よく面接を行うには？

面接に来るか来ないかわからない求職者のために時間を空けるのでしたら、同じ時間に全員呼んでしまいましょう。昼休みが始まる時間に来院してもらい、事

前提出のアンケートや採用試験を初診問診用のクリップボードなどに挟んでもらい、順次面接していくとよいでしょう。とくに第一印象がよかった方は長く面接時間を取りたいので、最後に面接に呼ぶのがポイントです。

■ 歯科衛生士から見学の問い合わせがあったら

10年前でしたら、歯科衛生士の応募も盛んにあり、見学の前に履歴書を送付してもらっていたかもしれません。しかし現在は、歯科衛生士学校の先生が学生に対して、まずは見学に行くこと、絶対に当日決めないことを徹底して指導している場合もあるようで、見学だけで履歴書すら持ってこない方もいます。Webから応募の場合、当日まで名前や連絡先を教えてくれないこともありますので、そこで不信に思わないように気をつけましょう。

1. 見学日程はできるだけ歯科衛生士の都合に合わせる

歯科衛生士がゼロといったなかでの急募の際、「見学したい」という連絡が来たら見学者の予定に合わせましょう。見学日程を調整している間に、他の医院に決まることがあります。また、医院側の都合で見学日を伝えたら、連絡がとれなくなる場合もあります。この日は院長がいない、チーフがいないからというのは見学を断る理由にはなりません。実際、就職したら院長やチーフがいない日もあるでしょうし、そういう部分も合わせて見てもらうというのも大事なことです。

2. 見学・面接日前日の確認メールは必須

読書の先生方の貴重な時間を無駄にしないためにも、面接の前日に「明日お待ちしております。よろしくお願いします」とメールを送りましょう。

最近は、「サイレント辞退」が問題となっています。「面接当日に連絡なしで見学者や応募者が来ない」、「採用を決定した人と突然連絡がとれなくなる」ことを指します。サイレント辞退をした求職者に理由を聞くと、「面接辞退の理由をどう言えばよいかわからなかった」、「とくに理由はない」と驚きの答えが……。他にも、「企業側も不採用通知をしてこないから、自分も連絡はしない」という回答もありました。そして、いつ面接に行くのをやめようと決めたかというと、前日や当日が多いようです。

確認メールを送っておけば、「実は他に決まった」、「都合が悪くなった」など返事があります。返事がなければ、その求職者は現れない確率が高いでしょう。

■ 見学後、内定後の辞退が多い

面接を実施し、採用通知も出したのに、辞退されたことはありませんか。また、

```
□  求職者が来院したとき、受付・スタッフは挨拶をしていますか
□  院内は整理整頓されていますか
□  見学後、お茶は出していますか
□  退職の決まったスタッフが、求職者にネガティブな情報を伝えるおそれは
   ありませんか
```

図❶　見学者が来院する際のチェックシートを作りましょう

　紹介会社を通じて見学に来た歯科衛生士も、だからといって必ず就職してくれるとはかぎりません。

　見学や面接では、求職者がどんな人かを観察していると思います。逆に、求職者も医院を観察していることを忘れないようにしましょう（図1）。また、内定辞退者が多いということは、先生方のプレゼン力が弱いのかもしれません。

　院長先生、スタッフの身だしなみにも注意しましょう。診療の基本ですが、白衣に汚れはないか、爪は伸びすぎていないか、男性の場合、髭はきれいに剃っているかどうか。最近は、わが国でも体臭について指摘されることがあります。狭いカウンセリングルームで面接する場合は、とくに注意したほうがよいでしょう。

1．求職者が来院したとき、受付・スタッフは挨拶をしていますか

　筆者はスタッフのマナー研修も行っていますが、受付スタッフは医院のドアが開いた瞬間、挨拶することを徹底しています。医療機関全般にいえることですが、これができていない医院がたくさんあります。受付の挨拶もなく、そのまま待合室に座っていても声かけが一切ない医院もあります。筆者は、スーツで訪問した際、飛び込み営業と間違われたのか、「お約束はありますか！」ときつく言われたこともあります。求職者が来院したとき、受付スタッフが誰も挨拶してくれない、または忙しくて無視され続けたとしたら、見学者はどう思うでしょうか。この時点で見学、面接に来たことを後悔されるかもしれません。実際、受付の対応が悪く、名を告げずに帰ったという求職者もいるようです。

2．院内は整理整頓されていますか

　歯科衛生士が辞退する理由に、「診察室に清潔感がなかった」というのもあります。スタッフルームがとくに盲点です。院長先生、とくに男性の場合は入りにくいスペースでもあるかもしれませんが、整理整頓を心がけましょう。

3．見学後、お茶は出していますか

　求職者はお客様であるという意識を忘れずに、長時間の見学が終わった後には、お茶の1杯ぐらい出せる余裕をみせましょう。

4．退職の決まったスタッフが、求職者にネガティブな情報を伝えるおそれは
ありませんか

　ネガティブスタッフの存在も気になるところです。退職が決まったスタッフが、

求職者に「ここはやめておいたほうがいいよ」、「私も辞めるんです」など余計なことを言うことがあります。そうしたスタッフがいる場合は、接触させないなどの対策が必要です。

■ 求職者が来院する際は作戦会議を！

みなさんは、求職者が来る前に作戦会議をしているでしょうか。歯科衛生士の場合、見学時間に２時間、質疑応答と懇談に１時間、合計３時間程度がちょうどよいです。質疑応答では、既存スタッフにいろいろと質問をされる方や、説明を担当している歯科衛生士が正直に答えすぎてしまう場合があります。求職者側から考えられる質問は以下です。

- 「みなさんは平均でどのくらいお勤めですか？」
- 「みなさんは開業からのスタッフですか？」
- 「残業はどのくらいありますか？」
- 「有給はみなさん取れていますか？」

たとえば、「みなさんは平均でどのくらいお勤めですか？」と聞かれ「半年未満です」、「ここ最近２名辞めました」など答えてしまうことがあります。悪気はないのですが、回答例をスタッフ間で周知しておくとよいでしょう。「産休が続いて辞めてしまったんです」、「年配のスタッフが、親御さんの介護などで退職が相次いで、いまは若いメンバーで頑張っています」など、嘘はいけませんが、ストーリーを統一しておきましょう。

■ 面接力を上げる

面接時に聞くことといえば、「自己紹介」、「志望動機」、「将来どうなりたいか」、「学生時代に頑張ったこと」が鉄板でしょう。求職者はこれらの質問への回答を用意してきます。筆者は、質問に対する回答の内容よりも、話し方が面白いか、人を惹きつける話し方をするかを見ています。歯科医院において、接遇を徹底するのが当たり前になった現在、第一印象、話し方は大事です。さらに、人の目を見て話すことができない、愛想の悪い人を採用してから教育しようとしても無理です。20数年間そのように生きてきて、それを数時間程度の研修で劇的に愛想のよい人間に変えることは難しいのです。

話し方が面白いか、目を見て話すことができるか、愛想がよいか、その３点が重要です。また、世間話に乗ってくるかもチェックしてみましょう。たとえば、「今日は暑いところ、ありがとうございました」と先生が声をかけたとします。「はい」

と答える人、自分から「大丈夫です。先生こそ夏バテは大丈夫ですか？」と答える人、どちらを合格にしたいと思いますか。一目瞭然だと思います。

リコール率を上げたい、ファン患者を増やしたい、説明がしっかりできる医院にしたい、みなさんそう思いますよね。スタッフに「患者さんと天気の話ぐらいしてよ」と言ったことはありませんか。天気の話の仕方など、接遇研修では教えてくれません。自然とそういう会話ができるスタッフを採用しないといけません。会話力に学歴、学力や容姿は関係ありません。

また、働く目的が明確な人も採用すべきです。面接時、「どうして働く必要があるの？」と不意に聞いてみましょう。以前、採用試験の出来が悪く採用を見送ろうとした新卒の高校生がいました。面接で働く理由を聞いたら、本当は歌手になりたかったと答えました。そこで、「歌手を諦めて歯科医院に？」と聞くと、「私が歌を歌うと、自分を一人で育ててくれた母親が喜んでくれたので昔は歌手になりたかった」と話しました。歌手を諦めて働く理由は、「就職して家にもっとお金を入れたい。将来の夢は母に家を買うことです」と、自分の想い、状況をしっかりと話すことができ、働く理由がしっかりしていたので、私は採用しました。働く目的と働いた結果、何をしたいのかをぜひ聞いてみてください。

面接という堅苦しい感覚をなくし、求職者と会話をするという感覚で面接するとよいと思います。

■ スーツで来ない求職者

歯科助手・受付の採用試験にみられる傾向で、リクルートスーツで来ない求職者がいます。なかには、ジーパンにＴシャツという恰好の人もいます。TPOに合った服装ができないと不採用にするのも１つの基準ですが、どうしてそんなラフな格好で来てしまったのかを聞いてみましょう。

ある高校卒業したての歯科助手希望者が面接に来ました。他の候補者がリクルートスーツのなか、Ｔシャツにジーンズ、スニーカーでした。筆者はなぜ、スーツで来なかったのか聞いてみました。彼女は、「リクルートスーツを購入するお金がなく、母親、姉妹も持っておらず、いま、もっている服がこれです」と答えました。結局、採用には至りませんでしたが、奇抜な恰好や派手なメーク、カラーリングをしてくる人には、どうしてそれを選んだのかを聞いてみるべきです。

スーツ未着用の求職者には、その恰好だとどこも採用されないことも、やんわり伝えてあげましょう。履歴書の写真が枠内に入っていない、はみ出ている場合も指摘してあげましょう。そこで反応をみるのもひとつの方法です。求人広告の

```
□   履歴書の写真がスーツではない
□   履歴書の写真がずれている、枠より小さすぎる、大きすぎる
□   履歴書、職務経歴書をすべてパソコンで作成し、自筆のものがない
□   履歴書を修正液で訂正している
□   メールアドレスがキラキラしている
□   転職が多い
□   履歴書を持参しない（見学を除く）
```

図❷　面接時のチェックポイント

求める人材に、「素直な方」と書いたことがあると思います。指摘を受けた際、素直に「ありがとうございます」と言えるかをみるポイントになります（**図2**）。

■ 絶対に採用したい求職者が面接に来たら

　面接に来た瞬間、この求職者は絶対に採用したいと思ったことはありませんか。うれしくて、一生懸命に医院の説明をすること1時間、求職者と会話のキャッチボールができていれば問題はないのですが、一方的に1時間話してしまった経験はありませんか？

　どうしても採用したい人が履歴書を持参した場合、履歴書をしっかり目を通しましょう。まず、履歴書から自分との共通点を探します。誕生日、住んでいる場所、学校、趣味、部活などでも構いません。とにかく共通点をみつけるのです。人は共通点を3つみつけられると、関係がぐっと近くなるといわれています。医院の理念や先生の想いを伝えるのは5分程度にして、求職者と共通の話題をみつけると面接が盛り上がります。面接上手な先生は、自然とこれを行っています。

■ 求職者への連絡で気をつけること

　履歴書を持参していない見学者には、今後の連絡手段を必ず聞いておきましょう。最近の若者はとても消極的です。なかには携帯電話番号を教えたくないが、LINEならOKという人もいます。筆者は大体LINEを交換し、見学または面接のお礼、採用したい旨の連絡をします。他と比較して決めたいと返事が来たら、いつまでに返事をもらえるか確認してください。期日までに返事をいただけけない場合は、諦めるのではなく確認のLINEを送りましょう（**図3**）。また、深夜、早朝、日曜日・祝日に連絡するのはやめましょう。就職後、院長から仕事以外のメールが非常識な時間に来るのかと求職者を不安にさせます。

　有料LINEスタンプにも注意しましょう。筆者も以前失敗したのですが、パートさんにLINEをするときに、有料スタンプをたくさん使っていました。パートさんから、「奥さんは最新のスタンプを買えるなんて、いいですね」と言われま

> 本日は見学ありがとうございました。私としてはぜひ●●さんを採用したいと考えています。また当医院のスタッフもぜひ●●さんと一緒に働きたいと申しています。今日見学された感想などいただければと思います。

> 今日はありがとうございました。あと2軒見学予定でして、そちらを見学してから決めてもいいですか？

> 承知しました、いつごろご連絡いただけそうですか。

> 来週の月曜日には連絡します。

> わかりました、条件面などで不明な点がありましたらいつでも聞いてくださいね。

> 期日までにお返事をいただけなかったので LINE しました。その後いかがですか？

図❸　求職者との LINE 例

した。パートさんは悪気があって言ったわけではありませんが、「奥さんはどんどん有料スタンプを買っている」、「院長は有料スタンプだらけ」と余計なやっかみや誤解を生む可能性があるので、必要以上に使わないようにしてください。また、世代間ギャップで空気の読めない LINE スタンプを、知らないうちに送っている場合もあります。スタンプは使用しないほうが賢明でしょう。

■ 見ても見られてもいるのが面接

　本項を読まれて、ここまでしなければならないのかと思われたかと思います。求職者が医院に入った瞬間、その人を採用したいかしたくないか、勘が働くかと思いますが、求職者も同じように、瞬時にここで働きたいかを判断しています。

　医院の立地や設備は急に変えることはできません。できるだけ、デメリットはカバーしていきたいものです。求職者に挨拶できているか、院内は整理整頓されているか、まずは基本的なことから確認してみてください。

　面接は、笑顔、目を合わせて話すことができるか、世間話が続くかというのが重要なポイントになると思います。目を合わせない、愛想がない方を感じのよい方に変えるのは非常に難しいです。時には「採用しない勇気」も大切です。

第 2 章

育成・定着

第2章 育成・定着

1 今日から始める育成・定着

丹野祐子 （㈱グランジュテ）

■ キャラクター捕獲ゲーム型求人

　最近の求職者の履歴書を見ると、驚くことに20代で5社以上経験している方が少なくありません。平成29年8月、有効求人倍率がバブル期を超えたことが影響し、20代が容易に転職しやすくなったことが原因と考えられます。メディアの間では、流行したキャラクター捕獲ゲームと同様に、はじめは熱中し、飽きたらすぐやめるを繰り返すことから、転職を繰り返す20代を「キャラクター捕獲ゲーム型新人」と呼ぶこともあるようです。

　また、メールやLINEなどで簡単に退職を申し出ることができるようになり、「辞める」ということを上司に伝えるハードルが低くなりました。そして、退職の意志を伝えると同時に、着信拒否はもちろん、LINEなどすべてブロックする人も少なくないようです。安易に関係を断ち切れる、転職を繰り返す若者はさらに増加していくと思われます。

　やっとの思いで採用したよい人材です。退職はできるかぎり防いでいきたいものです。本項ではその解決策を紹介します。

■ 試用期間中の歯科助手・受付の退職

　歯科助手、受付を採用した場合、覚えることが多い、想像していた仕事と違うなどの理由で試用期間中に退職されるケースがあります。試用期間内に辞める方が多い場合、採用基準・採用方法を変えることが必要です。

▪採用試験を導入する

　筆者は多数の医院の採用コンサルを行っていますが、ほとんどの医院で採用試験を実施していませんでした。有資格者には必ずしも必要ないですが、歯科助手、受付を採用される場合、採用試験は必ず導入したほうがよいでしょう。採用試験を導入すると、第一印象や面接では好印象だったのに、算数、一般常識、作文のテストをしたらまったくできなかったということがあります。いままでどおり面接のみだったら、ろくに計算もできないスタッフを採用するところでした。

実際、帰国子女と知らずに採用してしまい、日常会話はできるものの、電話応対がまったくできず短期間で辞めてしまったという話を聞きました。これも、採用試験をしていたら防げたことです。採用試験の内容は、小学校5年生程度の算数問題、漢字の書き取り、四文字熟語、ことわざなどの一般常識問題、最近気になったニュースに関して作文で書いてもらうなどがよいでしょう。

▪ 「よさそうな人」は採用基準ではない

「よさそうな人」、「愛想がいい」だけで採用してはいけません。歯科助手、受付の仕事を一から覚える場合、ある程度自分で学習していかなければなりません。仕事を教えてもらいながら、自宅でも勉強することが求められます。それに耐えることができる人を採用しないと、数ヵ月で辞めてしまいます。

▪ 新人教育シートを使う（P130参照）

歯科助手、受付を採用するとき、ほとんどの新人は他分野から転職してくるので歯科知識を一から覚えなくてはなりません。本書の付録に添付している新人教育シートを参考にしてください。入社後に何を習得するかが、細かく決められています。歯科助手、受付は教育する側も、いつまでにどのぐらい教えたほうがよいのか戸惑います。新人も何を覚えきれていないのかを確認することができます。

■ 試用期間中の歯科衛生士の退職

有資格者、歯科衛生士の試用期間中の退職が続く場合、指導する先輩が厳しすぎたり、勤務初日から難しい患者や症例に携わらせている場合があります。歯科衛生士の場合、経験者は即戦力になるので、難しい患者や面倒な仕事を押しつけてしまいがちです。また、医院に教育プログラムやマニュアルがないことも多いです。歯科衛生士こそ、試用期間に実施することをこと細かく決めた教育プログラムを作成しておくことが重要です。

▪ バディ制度の導入

本書の付録に添付しているバディ制度を導入しましょう。バディとは「頼りになる友」という意味もあり、一般企業でも取り入れている徒弟制度です。バディを組んだら、新人は疑問や不安なことをペアになった先輩に教わり、相談します。新人が体調不良で早退したいなどの場合も、院長ではなく、先輩に最初に伝えます。新人→先輩→院長と、院長との間にワンクッションおくことで、新人も院長には直接伝えにくいことを相談しやすくなり、先輩がよい解決策をアドバイスしてくれることもあります。また、付録（P133、134参照）に「トレーナー・トレーニー報告書」というお役立ちアイテムをつけましたのでチェックしてみてください。

◎トレーナー・トレーニー報告書の使い方

　まず、月初めに今月の目標を新人（トレーニー）と教育係（トレーナー）が決めます。月末にその月の振り返りをシートに記入し、院長に提出します。院長は中身を確認し、シートにコメントを残してください。人間はフィードバックがないとやめてしまいます。「今月もありがとう！」だけでもよいのです。確認しましたという意味でも必ずコメントは入れてください。

▪バディ制度の注意点

　バディ制度で注意することは、バディになった先輩だけが教えるのではないということを他のスタッフに周知することです。バディ制度を導入した医院であった出来事ですが、他のスタッフは新人を教えてはいけないと思ってしまい、新人が材料の保管場所がわからなくて困っているとき、わざわざバディの先輩がスケーリングの手を止めて教えに行ったということがありました。時と場合によっては、他のスタッフも教えるということを制度導入前に伝えておくことが大切です。バディ制度は半年から１年実施し、新人教育を成功させましょう。

■ 指導に向かない先輩

　先輩のなかには、指導に向いていない人もいます。とくに注意しなければいけないのが40代の就職氷河期を経験した世代です。筆者もその部類に入り、20代のころは就職氷河期で会社をクビになったら、次の就職先を探すのがとてもたいへんな時代でした。そんな時代を過ごした人たちは、ある程度厳しい労働環境や指導者の元で働くことができ、残業もそれほど苦ではありません。

　つまるところ、自分たちの20代のころの感覚で、現代の若者に指導してしまうことがあります。例を挙げると、「私たちのころは深夜まで練習をしました、もうちょっと自分から学ぶ姿勢をもってください」と言うと、それだけで退職してしまった新人もいます。その新人に退職の理由を聞くと、「そこまで頑張るつもりはない、私生活も大切」という主張でした。ベテランスタッフには、時代や意識が変わっていることを話す必要があるでしょう。

　また、スタッフは採用にかけた費用と苦労を知りません。採用にかかった費用と苦労を話すことも必要です。

■ 入社後のミスマッチを防ぐ

▪求人票、求人サイトと実際の条件が違う

　入社後、「求人票に書いてあったことが実施されていない」、「求人と実際の条

件が違う」という場合、短期間での退職に繋がります。求人票との条件の相違では、有給取得率100％、退職金制度、歩合制への移行などが挙げられます。忙しくて有給が取得できない雰囲気だったり、過去に誰も退職金をもらった実績がなかったり、歩合制のスタッフもいない……。産休制度も開業5年以上で実績がない場合、新人スタッフは不信感を抱きます。実施されたことがない制度を記載するのであれば、今後実施を考えていると補足したほうがよいでしょう。

▪ 新人のためにと思って参加させたセミナーも……

　新人に期待しすぎて、課題をたくさん与えたり、外部セミナーにいきなり参加させたりするのも危険です。最近の若者には「あまり頑張りたくない」という傾向があります。このセミナーに参加させるとスタッフが辞めてしまうなどの傾向がありましたら、当該セミナーの参加を見送るべきです。それは外部講師やコンサルタントにもいえることで、院内研修などでよい指導をしてくれたと先生が思っても、導入してからスタッフが辞めていく、定着しない場合は継続するかを考えたほうがよいと思います。

■ スタッフが定着するために

　スタッフが辞める理由として**図1**のようなものが挙げられます。それぞれ解説していきます。

1．給与、残業代に不満がある

　採用コンサルタントをしていると、現場から自分たちの労働条件についての質問を受けることがあります。そのなかで多いのが給与や残業代の仕組みが不明瞭だということです。

1）給与に不満がある

　主な給与の不満は、昇給額や歩合などで「自分だけ昇給額が少ないのではないか」、「同期よりも仕事ができるのに、給与が同額なのはおかしい」といったことです。歯科医院の場合、スタッフと経営者の距離が近いため、退職を引き留めるために昇給させるなど、思いつきで昇給させることがあります。

　みなさんの医院に就業規則、給与規定はあるでしょうか。開業1年目の医院で、歯科衛生士が歯科助手の給与明細を開封し、給与が多すぎないかと意見して

1．給与、残業代に不満がある
2．ここにいても将来に希望がもてない
3．夜遅くまで診療している
4．ほかのスタッフと折い合いが悪い

図❶　スタッフが辞める主な理由。1～3については医院側が改善可能

きたことがあったそうです。それは、給与規定が不明瞭だったので、歯科衛生士が疑念に思い、そのような行動をとってしまったのだろうと思います。その医院では、給与規定を整備し、初任給、昇給額をすべてオープンにしました。

能力によって給与に差をつけたいときは、賞与で調整することにし、賞与を多めに支給したスタッフにはその旨を伝え、他のスタッフに口外しないことを徹底するようにしてください。また、当然のことですが、就業規則に他人の給与明細を開封しない、給与明細は家に帰ってから開封するようにとも記載しましょう。

2）残業代に不満がある

1ヵ月の変形労働時間制度をとっている歯科医院もあります。1ヵ月の変形労働時間制度とは、1ヵ月の労働時間の平均をとり、週の労働時間が40時間以下の場合、繁忙期の所定労働時間が1日8時間を超えても残業代を払わなくてもよい制度です。

この制度を導入している医院で、「制度がよくわからないから就業規則をスタッフに渡していない」という院長先生がいました。そのため「残業代未払いでは」、「わかりにくい」という理由でスタッフと揉め、退職に繋がることが何度かあったそうです。その医院では院長先生が理解するのはもちろん、スタッフルームに就業規則を置くようにしたそうです。変形労働時間制度を取り入れている場合、仕組みをスタッフに必ず説明し、余計な誤解をあらかじめ解いておきましょう。社労士さんや税理士さんに制度を説明してもらう機会を作るのもよいでしょう。

2．ここにいても将来に希望がもてない

1）昇給額の明確化

「将来に希望がもてない」と、突然、歯科衛生士や歯科助手が辞めてしまった経験はありませんか？　「将来に希望」がどんな希望なのかはわかりません。しかし、「将来が見えない」と思う理由が給料、昇進についての場合もあります。給与規定に、職種別給与と昇給額を記載することで数年後の未来を見せ、職種間の給与の探り合い、不信感を抱くのを防ぐことができます（**表1**）。この昇給例では、辞めやすいとされている3年目、5年目に昇給額が多くなっています。

退職率が高い医院の特徴として、給与の展望が不明確なところが多いです。逆に定着率が高い医院は、将来を展望しやすいというのがあります。女性の場合、何年目に結婚しよう、出産しようと計画を立てています。昇給額を明確化することにより、条件のよい医院に目移りするのを防ぐこともできます。

2）退職金制度の導入

退職金制度があるのも長期雇用に繋がります（**表2**）。退職金の支払いを勤務

表❶　昇給例。歯科医師、歯科衛生士、歯科助手は月給制。パート、アルバイトは時給制

	1年目	2年目	3年目	4年目	5年目
歯科医師	350,000円	380,000円	430,000円	460,000円	510,000円
歯科衛生士（常勤）	240,000円	250,000円	270,000円	28,0000円	300,000円
歯科助手	200,000円	205,000円	215,000円	220,000円	230,000円
歯科衛生士（パート）	1,400円	1,400円	1,500円	1,500円	1,600円
アルバイト	1,200円	1,200円	1,250円	1,250円	1,300円

表❷　退職金支給例

3年目	4年目	5年目	6年目	7年目	8年目
300,000円	400,000円	500,000円	600,000円	700,000円	800,000円

　3年目からとした場合、その3年で辞められたら困るという意見もあるかもしれません が、4年、5年ともうちょっと頑張ってみようと思い留まる人もいるでしょう。この例では退職金が支払われる3年目が迫る時期に面談し、今後続けていくか聞くことで、求人も計画的に行うことができます。退職する際は3ヵ月前までに申し出て、引き継ぎをきちんと行った者にしか支給しないなど、ルールは明確にしたほうがよいでしょう。

3．夜遅くまで診療している

1）働き方の工夫で対策を！

　最近、診療時間を短縮する医院が増えています。求人にも「18時に帰宅できる」をアピールしている医院も多くなりました。診療時間が短い医院の定着率がよいのも事実です。診療時間を短縮するという考え方もあるかもしれませんが、働き方を工夫することで、診療時間が原因の退職を少なくできます。

　たとえば、週の労働時間は40～44時間のままで、週休2.5日や3日にできないか考えてみましょう。1ヵ月のお休みは通常8日ですが、1日プラスして9日にしてはいかがでしょうか。また、診療時間の短縮は慎重に考えてください。都心部に1時間ほどかけて通勤する人が多い地域で、スタッフが定着しないために診療時間を短縮したところ、収入が激減した歯科医院もあります。

　他の方法として、掃除のアルバイトの採用を考えてください。受付、歯科助手もシフト制にし、掃除を手伝ってもらいましょう。仕事を分担することで、歯科衛生士は担当患者が終わったらすぐ帰宅することができます。

2）給与を上げる

　20時までの診療で、給与が19時に終わる他院と大差がない場合、離職の原因になりかねません。夜遅くまで診療している一方で、休日が多かったり、給与がよかったり、好きなセミナーに参加させてもらえたり、他のメリットがあると遅くまで診療していても定着率は上がるのではないでしょうか。

3）人事評価制度の導入

　先生がまったく評価してくれない、頑張っても評価してくれないという理由で退職されたことはありませんか？　人事評価を導入したらスタッフが辞めてしまうと考える先生もいるかもしれませんが、まったく評価されないと新たなポジションを探して現在の仕事を辞めたくなる傾向があります。

　付録の人事評価シート（P135参照）を使ってみてください。実施方法は、本人、院長ほか同僚2名程度に評価してもらいます。合計点数は出さずに、評価が終わったら本人に返却してください。人事評価シートは、内容よりも実施することに意義があります。たとえば、先生が髪の毛の色が明るいスタッフに悩んでいたとしましょう。本人にも「少し明るくしすぎてしまった……」という自覚があり、後ろめたい気持ちをもちながら仕事をしています。お互い口で言うのは難しいですが、人事評価シートなら指摘もしやすいと思います。

　実施時期としては賞与前などがよいです。自己評価が低いスタッフもスタッフ同士で評価し合うことにより、自信に繋がることがあります。素行が悪いスタッフも自覚はしていますので、頑張っているスタッフとの差を視覚化できます。

■スタッフのモチベーションを上げよう！

▪ サンキューカード

　人事評価を毎月実施するのはたいへんです。そこで、「サンキューカード」という日々の感謝を伝えるカードがあります。特別なカードを用意しなくても、ポストイットでかまいません。実施方法は、たとえば昼休みにスタッフが輪になって、午前中の診療を振り返って、サンキューカードを「ありがとう」を伝えたいスタッフに一言書いて渡します。これを行うと、雰囲気が悪い医院でもみんな笑顔になります。サンキューカードをもらえないスタッフには、空気を読んで先生がカードを書いて渡してください。昼休みだけじゃなく、ミーティングの時間に書いてもよいでしょう。感謝され評価されるというのは嬉しいものです。

▪ 自分が一番得意なことを発表してもらう

　このワークもポストイットを使います。仕事とプライベートで誰にも負けないと思うことを書いてもらい発表してもらいます。プライベートも書かせるのは、自己評価が低いスタッフは仕事で誰にも負けない部分がない場合があります。プライベートならあるはずです。このワークの意味は、スタッフが発表した内容は、自分が一番認めてほしいことなのです。「患者さんに名前で呼ばれる」と発表したスタッフがいたとします。そのスタッフにとっては「患者さんに名前で呼ばれ

名前：	年 月 日

図❷ 3行報告のフォーマット。さらっと書けるものにする

る」ということを評価してほしいのです。そのスタッフには「いつも患者さんから名前で呼ばれて凄いね」と褒めればよいのです。よく先生からスタッフの褒め方がわからない、空回りしてしまうと相談を受けます。それを解決するのがこのワークなのです。また、仕事上では得意なことが挙がらなかったスタッフが「お弁当を毎日作っている」と発表したとします。そうしたら、「毎日お弁当偉いね、感心する」と褒めてあげればよいのです。

▪ 3行報告

3行報告というのは、その名のとおり毎日小さい紙に3行だけ報告をしてもらうことです（図2）。基本としてネガティブな書き込みや悪口は禁止、今日あったよかったこと、連絡事項を書いてもらいます。毎日、何か報告してもらうことにより不平不満を溜めないという効果があります。ネガティブな内容は禁止としますが、何か不平不満がある場合、何らかのメッセージを発してくれます。緊急を要する場合は、翌日の朝礼で対応し、解決してください。

▪ スタッフ同士のもめ事の仲裁をしない

スタッフ同士のもめ事の仲裁をして上手に解決できたことがありますか？　とくにスタッフ同士の恋愛のもつれなど、筆者が仲裁をして円満に解決できたことはありません。スタッフ同士の喧嘩もそうです。本人同士で解決するか、双方の話を聞くだけにしましょう。両方辞められたら困ると、あれこれ根回しをしたことはありませんか？　仲裁をしすぎると、先生にいえばワガママがとおると思われるかもしれません。あくまでも中立な立場で話は聞くけど、仲裁はしないという強い姿勢も時には必要でしょう。

問題のあるスタッフに時間をかけすぎないというのも重要です。問題を起こしがちな人は目立ちたがり屋。先生がかまってくれるから問題を起こす、不平不満を言うこともあるかもしれません。一生懸命仕事をしてくれるスタッフと長い時間を過ごすことこそ、よりよい医院経営ができるのではないでしょうか。

第2章 育成・定着

2 定着する歯科医院と そうではない歯科医院の違い

黒飛一志（㈱デントランス）

　多くの歯科医院を見てきて、「スタッフが定着する歯科医院とそうではない歯科医院の違い」は何かと考えると、違いが２つあります。まず、歯科医院に「助け合いの文化」があるかどうかです。人間関係がよい職場と言い換えることも可能かもしれませんが、もっと深く考えると、「助け合いがある」歯科医院はスタッフが非常に定着しやすいように感じます。

　もうひとつが、「お互いの違いを尊重し、認め合えている」かどうかです。スタッフにはそれぞれ違いや特徴があります。これらを認め合い、尊重し合える雰囲気の歯科医院では、院長もスタッフも非常に仕事がしやすい環境にあります。本項では、この２つの要素の育て方を解説していきます。

■ 助け合いの文化がある歯科医院

　「助け合いの文化」とは、歯科医院というコミュニティのなかで、院長がスタッフを助けたり、スタッフ同士で助け合ったり、スタッフが率先して院長を助けることをいいます。職種や立場を超えて「助け合う」という雰囲気がある歯科医院は、スタッフが安心して働くことができ、自信をもった患者対応ができます。

　本書をお読みの院長先生はスタッフを助けているでしょうか？　「高い給料をあげているし、賞与も出す。福利厚生もしっかりして、コミュニケーションもとっている。十分じゃないか！」と思われるかもしれませんが、スタッフが定着する歯科医院を目指すのであれば、それでは不十分です。診療中やプライベートでも、スタッフが困ったときに「いざとなったら院長が何とかしてくれる」という安心感があると、スタッフは長く勤務してくれるでしょう。

　まだまだこういう職場が少ないので、ぜひ、先生の歯科医院はそうなってもらいたいと思います。また、スタッフ間で「助け合いの文化」がある歯科医院は本当に温かい雰囲気を感じられ、スタッフがのびのびと仕事をしています。たとえば、スタッフの子どもが急に熱を出して迎えにいくこととなったとします。そのとき、他のスタッフは、「これは自分の未来にも起こるかもしれない、カバーしよう」と自然に考えられる環境や雰囲気を作っていただきたいと思います。

しかしながら、この「助け合いの文化」を勘違いしないようにしましょう。ある医院では、院長先生がスタッフを助けようと必死になっていました。その結果、スタッフのミスや問題点についてもひたすら「いいから、いいから」という態度で終始するようになってしまったのです。その先生が間違いに気がついたときには、スタッフたちは多少の努力では取り返せないほど緊張感に欠けてしまい、仕事も手を抜くようになっていました。「助け合い」と「ミスの容認」は違います。

助け合いの文化の作り方

1. 院長が率先しよう！

まずは院長先生自身がしっかりと「助け合い」を認識することが大事です。トップである院長先生がしっかりしないとスタッフはついてきませんので、しっかりと「助け合い」が大事だと認識しましょう。

筆者は、スタッフを雇わず1人で歯科医院を開業しました。当時はスタッフなしでも歯科医院経営ができるのではないかと考え、患者の受付から導入、患者にエプロンを掛けて診療を行う。診療が終われば、次の予約を取ってお会計……。1人での歯科医院経営は難しいという当たり前のことを、身をもって感じることができました。スタッフに一気に辞められた経験がある院長先生はわかると思いますが、スタッフがいない状況では診療がたいへんなうえ、売上も大幅に下がります。スタッフは歯科医院の財産です。院長先生自らが「助け合いの精神」をみせていきましょう。新しく雇うスタッフには、「助け合うこと」を大切にできるかどうかを観察してください。そして、教育においては「助け合い」が大切だと伝えていきましょう。

一方、既存のスタッフに「助け合いの精神」はあるでしょうか。自分勝手なスタッフがいるとたいへんです。いくら売上に貢献して、患者に人気のある歯科衛生士であっても、周囲のスタッフと協調できなければ、長く勤務し続けることは難しいでしょう。とはいえ、勤務しているスタッフです。「助け合い」を意識してもらい、雰囲気を変えていくのが院長の仕事です。

2. 「人間性の教育」

助け合いの文化を作るために、「人間性の教育」の時間をもちましょう。歯科医師も含めて、普通に学校教育を受けているだけでは、十分な道徳教育を受ける機会に恵まれない人も多く、古来より大事にされていた「お互いを助ける」という当たり前のことが、だんだんと薄れていっているのです。

大学を卒業したから、20歳を超えたからといって、そのスタッフの人間性が

しっかりしているとはかぎりません。さまざまな性格のスタッフとともに、私たちは歯科医療者として患者対応をしなければなりませんので院長先生の考える「倫理観」、「人間性」を伝える必要があります。たとえば、「過去に日本で起こった大震災での助け合いの例」や「先生自身の助け合いの経験」を話してあげましょう。医院全体で映画を見て、感想文を書いてシェアするという歯科医院もあります。他にも、外部講師の招聘、外部セミナーへのスタッフの参加や「助け合いの文化」のある他院見学を行うことも効果があるでしょう。

　また、第2章3項「スタッフ定着虎の巻 ①人が育つ仕組み作り」（P64参照）で後述しますが、スタッフの教育を考えるときに「技術や知識は後からでも教育しやすいが、価値観や人間性は変えにくい」という傾向はあります。しかし、スタッフによりよい人間になってもらいたいと思う院長先生の想いはスタッフには伝わり、言葉に出さなくとも感謝しているスタッフも多いでしょう。

■ お互いの違いを尊重し、認め合えている

　2つめの要素、「お互いの違いを尊重し、認め合えている」について解説します。スタッフにはそれぞれ違いや特徴があります。この違いを認め合い、尊重し合える歯科医院には、院長もスタッフも非常に仕事がしやすい環境があります。この要素が育まれている歯科医院では、すべてのスタッフがキラキラと輝いています。歯科衛生士も仕事に迷いがなく、自信をもって患者に施術や説明をしています。

　そんな歯科医院になるためには、「考え方の違いにこそ価値がある」とつね日ごろから院長先生が認識して、スタッフと自分の違いやスタッフ間での考え方の違いを認め、尊重することが大事です。まずは院長先生が見本になるのです。院長先生の行動が他のスタッフに影響を与えます。具体的には、歯科医院の理念を再考するなかで、スタッフが定着する歯科医院には何が必要なのかをしっかりと考えてほしいと思います。

　他にも定着にはたくさんの要素、取り組みがあります。第2章4項「スタッフ定着虎の巻 ②長く務めやすい仕組み作り」（P74参照）を参考にしてください。

■ 歯科助手の離職を契機にスタッフが定着した歯科医院へ

　地方都市で開業して12年目になる「H歯科」をご紹介します。

　H歯科の院長（D先生）は、5年目まではまずまずの売上を達成し、スタッフも十分雇える規模に医院は成長していました。しかし、5年目に入ったとき、歯科助手の1人が家庭の事情で退職します（後からわかりましたが、実際は歯科医

表❶　Rさん採用から育成までの過程

求人～面接前
歯科医院の理念再考、理想のスタッフ像の決定、面接の仕組み化、求人メディアの作成・求人の入り口を増やす、現スタッフへのインタビュー、競合歯科医院の調査
面接
求職者の話を聞くことに集中、歯科医院のアピール、先輩スタッフの面接参加
入社～2ヵ月
入社式、歓迎会、マナー研修、メモカルテの予習、教育担当者決定、アポイント表の予習、新人教育チェックシートの改善、相談スタッフをつけて悩みを聞く
入社2ヵ月後～半年
院長先生・主任スタッフとの個人面談、県の保険医協会発行の教科書で勉強、チーム制の導入、ロールプレイの導入、ミーティングの議事録作成係に任命
半年後～1年
改善案というかたちでのアイデア提出のお願い、ヒヤリ・ハット予防担当者に任命、ノートパソコンを貸与しツール作成、セミナーの受講

院の人間関係が問題だったとのこと）。その後、D先生に合う歯科助手は現れず、入ってもすぐに辞めていくという事態に陥っていました。診療の精度も落ちてしまい、その年の売上もやはりガタ落ちでした。

　D先生は、「スタッフとの付き合い方を改めよう」と思い立ちます。筆者が相談したときはすでに「いままでは、面倒なことはいっさいやりたくなかったんです。でもそんなわがままなことは言ってられないとわかりました。僕自身が変わることが必要なら、考えを変えてやっていきます」という覚悟をおもちでした。

　筆者はD先生の覚悟に応えたいと思い、H歯科が必要とするだろうスタッフ定着までの流れとその課題を洗い出し、実行を促し、フォローしました。D先生には骨の折れる作業やさまざまなことを考えてもらいました。その結果、Rさんという素敵な歯科助手に出会うことができました。もちろん、Rさんを教育し、定着させることがゴールでしたので、雇ってからがスタートとなりました。

　筆者が提案した一連の行動のなかで、実践したことを**表1**に挙げます。途中でこの改革をやめたいときもありましたが、D先生は非常に頑張られ、しっかりとした教育の仕組みを構築し、Rさんを成長させ、やりがいを感じてもらうことに成功しました。現在、Rさんは副主任として活躍されています。彼女が率先して助け合いを実行し、最近では離職するスタッフがほぼいないようです。

　H歯科を訪問すると、いつもスタッフが元気です。また、お互いが助け合っているので、効率よく仕事が進んでいる様子がうかがえます。患者さんはすごく居心地がよいだろうと思える雰囲気があり、たくさんの患者さんが来院されています。D先生が必死に考え、実行した結果です。

　Rさんの入社式ではD先生がしっかりと「助け合いの文化」、「お互いを認めること」を伝えて、その後も随時、スタッフ全員の前で伝えているそうです。

第2章　育成・定着

3 スタッフ定着虎の巻 ①人が育つ仕組み作り

黒飛一志（㈱デントランス）

　歯科医院の診療業務は、あなた1人では到底できません。永続的にスタッフを雇う必要があり、また、専門性の高い仕事を任せるつもりで雇っているはずです。したがって、着実に素晴らしい成果を出せるスタッフになるように、あなたから働きかけていかないといけません。

　よく教育されたスタッフは、医院にとってかけがえのない財産です。スタッフの教育は歯科医院ではとても大事です。新卒のスタッフに対してはいうまでもないことですが、それなりの経験をもつスタッフが入社した場合でも、あなたの医院にとっては新人です。初日から覚えてもらわなければならないことが山ほどあるはずです。どんなに優秀で物覚えがよい人材でも、どんなに他院で経験を積んだ人材でも、読者の先生の医院ならではの情報や知識はたくさんあるはずです。それをすんなりと覚え、理解し、そして行動に反映できるように指導してあげることが、院長先生の使命ともいえるでしょう。

　非常に重要なスタッフの教育ですが、他の業務同様に「システム化」、「仕組み作り」を大きく取り入れていきたいところです。システムを作り上げたあとは、大部分の教育を自動化でき、教育に時間がかかりません。とくに技術的なことについては、マニュアルとチェックシートを導入することで、最短の時間で一定のレベルまで育てられるようになります。

　また、技術的なこと以外の、医院の理念やコンセプト、日々の仕事に臨むにあたっての「心構え」のようなものも伝えていかなければなりません。スタッフ自身が、成長しようとするモチベーションをもってくれないと、せっかく大事なことを伝えてもそれをうまく消化してくれないからです。「教育の仕組み」を作るためにまずどこからはじめたらよいか、1つずつ考えていきましょう。

■「教育の仕組み」とは？

　20～30代女性が中心となり、入れ替わりが多いのが歯科医院の現場。しっかりと教育でき、早く仕事ができるようになってもらえることは必須です。しかし、スタッフが変わるたびに一から教えていたのでは、院長先生も残ったスタッフも

たいへんです。ですので「教育の仕組み」を作ることが大切になります。

まず、最初に必要なのは、教育にかける費用の変更など、院長の考え方を変えることです。スタッフ教育は、よりよい歯科医院経営に不可欠だと、改めて認識してください。次に、職種別に教育法を考えていきます。入職歴別、スキル別に教育方法を分け、それぞれの教育のゴールを明確にします。次に、適切な教育担当者、何を教えるか、どこまでできてほしいかの評価基準を決定します。そのうえで教育マニュアルを作ります。実際に教育した後には、評価（褒める）をし、できれば給与や賞与に反映させてください。

最後に上記の流れをまとめた教育スケジュールと、できればキャリアプアンを作ります。それでは、具体的に考えていきましょう。

■ 教育で一番大切なのは、価値観教育

いくらSRPの技術が高くても、歯周病の知識があっても、人間性のよいスタッフであっても、院長先生や歯科医院の理念・価値観に同意できないのであれば、よいスタッフとはいえません。価値観を変えるというのは非常に難しいと思いますが、求人・採用の時点から教育のステージまで一貫して、歯科医院の理念・院長先生の価値観を伝え続けることが大切になります。ぜひ、時間を作って、歯科医院の理念・価値観を伝えていきましょう。

■ スタッフ教育に必要な資源

「スタッフ教育にほとんどお金をかけていない」という歯科医院はたくさんあるでしょう。それどころか、「できるだけお金も時間もかけたくない」という考えで運営しているところも、いまだにたくさんあるのではないでしょうか。もっとも、「スタッフを確実に育てあげる」という観点からみれば、そのような考え方は適切だとはいえません。

歯科医院でスタッフを育てるには「ヒト、モノ、カネ、情報、時間」の5つの資源が必要になります（**表1**）。堅実な人材育成をしたい場合、この5つの要素が必ず発生します。これらを効率的かつ効果的に投資していくことを考えましょう。

■ スタッフ教育の担当者

スタッフ教育は院長1人でやる必要はありません。幹部スタッフや院長の下で長年働いてくれている経験豊富なスタッフはもちろん、他のスタッフにもどんど

表❶ 歯科医院でスタッフを育てるための5つの資源

その新人を指導する「ヒト」
▪院長先生、またはその業務に関して一番得意な先輩スタッフ ▪外部の講師やフリーランス歯科衛生士など
教材をはじめ、さまざまな「モノ」
▪教科書、本、DVD、ツール、材料
教える際にかかるすべての「カネ」
▪年間20万円以上をかけている歯科医院もある ▪助成金の活用
正しくて詳細な「情報」
▪保険点数、保険制度、治療方法、材料の種類など ▪セミナー、外部講師、医院見学など
教え終わるまでにかかった「時間」
▪準備・教育に費やす院長先生の時間 ▪スタッフの時間

ん参加してもらうことが望ましいです。既存のスタッフが新人スタッフを教育することによって、教えているスタッフ自身が学べるのです。したがって、スタッフ教育をすることは、自分自身の教育でもあるということを考えて、真剣に取り組むべきなのです。

　また、スタッフ同士で教え合うことも大切ですので、スタッフ勉強会を開催しましょう。外部講師やコンサルタント、フリーランス歯科衛生士に来てもらうのも効果的です。視野を広げて考えてみましょう。

■ 教育はいつからどこで始めるのか

　新人スタッフが入社した場合は、入社前教育と研修（入社後1〜3ヵ月）を行いましょう。入社後最初の3ヵ月は、なるべく院長先生や他のスタッフが親身に寄り添って、できるだけスムーズにいろいろなことを学び取っていけるように、気遣いをしてあげましょう。

　また、教育スケジュールを立てることは大事です。毎日の診療している時間に、OJTとして実務をこなしながら教育を行っていくことも大事です。しかし、それだけではおそらく足りないでしょう。たとえば、昼休みは教育に使えます。とくにスタッフが集まって食事する習慣があるような歯科医院であれば、事前に院長先生の教えたいことを幹部スタッフに話しておいて、他のスタッフに伝えてもらいましょう。ただし、昼休みなので気をつけてください。

　教育を行うメインの場は仕事現場です。診療室、受付、技工室、待合室やカウンセリングルームなども内容によって教育の場となります。診療室で教育していることを患者に悟られないようにしてください。新人を受け入れにくい患者の気持ちも察知してください。ミーティングや個人面談は、院外（会議室、カフェ）

などで行うことによって雰囲気を変えることができます。

■ 教育内容の分類

経営学者ロバート・カッツ氏は、マネージャーに求められるスキルをテクニカルスキル、ヒューマンスキル、コンセプチュアルスキルの３つと定めました。これは歯科医院の教育でも応用できます。

1．テクニカルスキル

仕事のやり方や技術的なことを総称して「テクニカルスキル」と呼びます。具体的には、歯科助手はアシスタント能力、歯科衛生士は TBI、スケーリング、SRP の技術、歯科技工士は技工の能力、受付は患者応対の能力などです。このような実務レベルのことは、マニュアルとチェックシートの導入が効果的で、ミスを減らすことができ、時間の節約になり、早い成長を促せます。

2．ヒューマンスキル

日本語に置き換えるならさしずめ「対人能力」といったところでしょう。コミュニケーションの能力全般があてはまります。歯科医院のすべての仕事で欠かせない能力です。ヒューマンスキルも実務を通して教えていくことが大事ですが、患者のいない場面で、ロールプレイングをしながらでもスキルアップできます。講師を呼んでのマナーセミナー、外部でのコミュニケーションセミナーなど、学べる機会は多いです。スタッフの様子を録音・録画して自分を客観的に見てもらうことで、より成長できます。

3．コンセプチュアルスキル

これはコンセプトを的確に把握して、行動に移す能力を意味します。歯科医院の理念やポリシーを正確に理解してもらい、それに基づいた行動を常に心がけてもらうためにはこのスキルは必要不可欠です。これは、院長先生がとくに意識して指導しないといけないところです。

経営上の理念などをスタッフルームに貼り出したり、幹部スタッフに教えてもらったりすることもできますが、やはり院長先生が直接、教育を担当することが望ましいでしょう。朝礼、終礼、ミーティング、入社式、年末年始、歓送迎会などの機会で、２～３分でよいので、歯科医院の理念や方針を語りましょう。枝葉末節を語る必要はなく、一番大事な部分を伝えるのです。院長先生は医院の方向性を示す人です。これを行っていけば、だんだんとスタッフのなかにコンセプチュアルスキルが育っていきます。

いまは一流になって安定した地位を築いている人たち（そのスタッフが尊敬する
だろう人の名前を具体的に出す）は、新人のころに「自分がこの先、一段階上のレ
ベルに進むためには、これはどうしても必要だ」と思ったら、ためらわずに自分の
時間やお金をはたいていた。他の人より何倍も努力をしていたそうです。

　自己投資を若いうちにやっておくことは、時間がたってから必ず自分に還元され
るし、他の仕事やプライベートでも一生使える能力になります。

　私も、勤務医のころは……（先輩の●●さんも、新人のころは……）

図❶　スタッフのモチベーションを高めるために、成長する意義を伝える

■ スタッフのモチベーションを保つ

　教育の仕組みがあっても、学ぶスタッフにモチベーションがなければ、効果は
ありません。そこで、スタッフには図1のような話をしてあげてください。スタッ
フの何割かには、響くと思います。モチベーションに関しては、第2章4項「ス
タッフ定着虎の巻 ②長く勤めやすい仕組み作り」（P74参照）もご覧ください。

■ 職種別のスタッフ教育のポイント

1. 受付スタッフ

　患者にとって、受付は歯科医院の最初の窓口です。受付スタッフが、「歓迎し
ていますよ」といった態度を表明してくれたら、患者もつい顔がほころんでしま
うのではないでしょうか。受付への指導内容の原点は、まさにこれにあります。
受付スタッフは、患者に安心感をプレゼントできる人材に育ってもらうのがベス
トです。

　「営業スマイル」なんて言葉がありますが、歯科医院の受付スタッフにも魅力
的な笑顔を身につけてもらいたいところです。これはどんな種類の歯科医院でも
変わらない共通点でしょう。受付スタッフには、自然に笑える人を参考にしても
らいましょう。

　受付スタッフには、安心感を与える対応、患者への気遣い、アポイントの取り
方を覚えてもらう必要があります。アポイントの取り方はともかく、安心感を与
える対応、患者への気遣いに関しては、この能力をすでにもっている魅力的な人
に会わせて学ばせることが、成長への近道です。

2. 歯科助手

　すべての歯科助手に、ぜひ身につけてほしいスキルがあります。それは「先を
読む能力」です。歯科助手の教育にあたっては、技術的なこともちろん大事です

が、必ずこの予測をするセンスを磨いてもらうことを忘れてはいけません！

しかし、先を読むセンスを教え込むことは非常に難しいです。結局のところ、個人の能力に依存します。毎日の仕事を通じて少しずつセンスを磨いていってもらうしかないでしょう。とにかく、常日頃から、「このあと、どんな作業が必要になるか」、「どんな準備が必要になりそうか」など、予測を立ててもらい、どんどん試してもらうようにしましょう。

院長のすることは、

- わかりやすいマニュアルやチェックシート、システムを作る
- 予習をさせることで「先を読む」力をつける
- 能力を上げるために課題を与える

などが挙げられます。

3. 歯科衛生士

治療が終了した患者に、定期的なメインテナンスに来ていただくには、歯科衛生士の丁寧な定期健診や予防業務が重要です。しかし、ただスケーリングやSRP の技術を磨くだけではなく、「歯科衛生士の●●さんがいるから、通っている」、「●●さんに会いに来た」などと、患者が継続してあなたの歯科医院に通う理由になるかが重要になってきます。この能力を磨くには、実際に患者に人気のある有能な歯科衛生士（フリーランス歯科衛生士など）に指導を担当してもらうのがいちばんの近道です。有能な歯科衛生士が、その場面ごとに頭のなかで「何を考えているのか」を聞き出しましょう。

人間の言葉や接し方は、その人が何を考えているかによってまったく違います。根っこの部分である「何を考えているか」を明確にする必要があります。歯科衛生士の大事な業務は、患者が"継続的に来院してもらうため"の予防業務をすることです。院長先生は、歯科衛生士教育のために、実際に患者さんに人気のある歯科衛生士から学べる機会を作ることが大事だということです。

4. 勤務医

これは心構えというべき部分ですが、「新卒なら最初の３年で、その後の歯科医師人生のすべてが決まる」という、歯科医師の世界特有のジンクスのようなものがあることを早い段階から伝えてあげましょう。

それと同時に、自主的に勉強をしようとするモチベーションを掻き立ててあげることも大事です。そして、技術だけでは患者がついてこないという事実も伝えましょう。「僕も昔は技術さえ磨けば、患者がついてくると思っていた。しかし、開業してそうではないことに気づいた……」というくだりは、若い歯科医師の心

に響くはずです。

　基本的な治療に慣れてきたら、それぞれの患者への診療内容・治療計画を適切に立てていくスキルも伝えましょう。一緒に治療計画を考えてもらうことは、診療方針や医院理念を間接的に伝える方法です。まだまだこれからの勤務医に対して、接遇、サービスの話をしても響かない場合があります。しかし、治療行為や治療計画を通じてなら響くことが多いのです。そして、治療計画をチェックすることで、治療方針、診療方針、医院理念などをどれくらい理解しているか、確かめることができます。

　実際、開業したら勤務医の時期よりたいへんなことが多々あります。それは開業するまでわからないので、以下のことを教えてあげましょう。

- 勤務医の間にできるだけ技術を磨くこと（自分の力を過信することがないように！）
- 開業後に備えて患者やスタッフとコミュニケーションをとること
- 職場の調和を保つすべを学ぶこと
- 経営に関するあらゆる情報を吸収していくこと

上に挙げたことを教え、謙虚さを心がけてもらいましょう。

5．トリートメント・コーディネーター（TC）

　TC は、患者と接する時間がとても多い職業です。つまり、受付スタッフや歯科衛生士と通じる部分があります。まずは、カウンセリングやコンサルティングを行う院長や先輩 TC のアシストとして横について、そのコンサル内容、カウンセリングの内容をじっくりと聞いてもらいましょう。とにかく回数をこなし、その空気感を感じさせることが重要です。そして、カウンセリング後に必ず振り返りを行います。経験をシャワーのようにたくさん浴びせることが、成長への近道となります。

　慣れてきたら実際に患者へのカウンセリングをしてもらいましょう。そこで経験したたくさんの失敗は、成長の近道になるでしょう。患者と接することで責任感や学ぶ意欲が出てきます。また、カウンセリング内容を録音し、後で院長や先輩スタッフがフィードバックをしてあげることも大切です。人間は行ったことのフィードバックをもらうと、違う視点をもつことができます。TC は座学だけでなく、積極的に OJT を行うべきです。

■ 新人の育成方法

　新人に対しては、医院理念や治療方針、どのような患者がよく来ているのか、

どこにどんなものが置いてあるのか、大量の情報をできるだけ順序よく教えていくことになります。しかし、詰め込み教育になってしまうこともあるでしょう。新人も毎日真剣に、教わったことをマスターしようと頑張ってくれるでしょうが、どうしても覚えそびれることが出てくるかもしれません。そこで、機会をつくって以下のようなことを書いて提出してもらいましょう。

- よくわからなかったこと
- うまくできなかったこと
- 困ったこと……など

　毎日でなくても構いませんが、なるべく高い頻度で、一定期間続けましょう。少なくとも３ヵ月くらいは続けたいところです。すると、新人がどんなことで立ち往生しているのか把握できるようになります。それがわかれば、指導は迅速かつ的確に行えるようになります。

１．つまずきに合わせてリソースを与える

　新人がつまずいている箇所がわかったら、適切なリソース（教育のための教材やツール）を与えましょう。リソースには、参考書籍・DVD、セミナーや他院の見学、講師の招聘などが挙げられます。また、リソースを与える際は計画を立てて行いましょう。参考書籍を与えるならいつまでどこまで読むのか、セミナーならいつどこのセミナーに参加するのか、向こう１年間の計画を立てましょう。成功している歯科医院のなかには、新年会などで１年間の計画やスケジュール、目標を発表する歯科医院も多いようです。そして、フィードバックを提出してもらうことも忘れないようにしましょう。それは、教材を渡して終わりにするより、学習に弾みがつきます。

　また、他の先輩スタッフにフォローやアドバイスをしてもらうように頼みましょう。社会人としての経験が足りない若いスタッフの場合は、いきなり現場に立たせずに、社会人としてのマナーを指南する機会を設けたほうがよいこともあるでしょう。

２．高いモチベーションをはっきりともってもらう

　新人のうちは、モチベーションがまだはっきりとしていないことが結構あります。この時期のモチベーションをいかに上げるかで、今後医院にどれくらい貢献してくれるか、また長期勤務してくれるかが決まります。

　新人にモチベーションを上げてもらうにはどうすればよいでしょうか。それは、新人からの信頼度のアップに繋がることを、機会を見つけて随時やっていくべきでしょう。すなわち、新人たちを褒めたり評価したり、また話をよく聞いてあげ

たりすることが重要です。これら一連のアクションを起こし続けましょう。

　注意したり叱ってしまった場合は、なるべくその日のうちに注意した回数を上回るくらい褒めてあげましょう。若い世代は、注意されたり叱られたりするのに慣れていないものです。院長先生にしても、先輩スタッフにしても、新人に対して厳しく叱責すると、あっさりと辞めてしまうことがあります。言い換えると、新人のメンタル面へのケアを常にしてあげられるような環境を築いていくことも、心がけたほうがよいでしょう。

3．歓迎会を開催する

　歓迎会は、なるべく後回しにせずに早めに開催しましょう。忙しいとつい後回しにしてしまいがちですが、遅らせすぎは禁物です。終業後など業務外の時間を選んで、スタッフ主導で開催しましょう。歓迎会ではパーソナルな関係を密接に築けるように、話題選びは注意してあげたほうがよいかもしれません（常識の範囲内で判断すれば OK でしょう）。

4．個人面談を開催する

　なかなか話がはずまないようだったら、「ここ最近気がついたことは？」、「『ここは、もっと……こうだったらいいのに〜』なんて思ったことはない？」、「私たちは、ここで働き出してもう何年もたってるから、鈍くなってしまった気がしてたところなんだ。だから、新人の君の目から見て、何か変だと思ったことを教えてほしいんだけど、どうかな？」などと話しかけてみるのもよいでしょう。

5．新人の教育担当のスタッフをつける

　教育担当者をつけることも大事です。しかしそれをやるのなら、もう1名「相談役」のような役割の人も決めてあげましょう。第2章1項「今日から始める育成・定着」（P52参照）でもバディー制度を紹介しています。

　何度も繰り返しますが、新人は医院、院長先生、全スタッフと慣れるには時間がかかります。慣れない間は、コミュニケーションが捗らない可能性があります。そんなとき、教育担当者と相性がうまく合わなかったときに最悪の結果に繋がるおそれがあります。先輩スタッフに新人教育の協力をしてもらうなら、数人でやってもらうとよいでしょう。

6．仕事を覚えていくうえでの、ゴール（目標・結果）を示す

　ゴールを示して、将来の自身の姿をイメージしてもらうことはとても重要です。といっても、いきなり10年、20年後をイメージしろといっても無理がありますから、ごく近い未来で構いません。最初は3ヵ月後でもよいでしょう。かしこまる必要もなく、「1週間後にレントゲン撮影のアシスタント業務を完璧に1人で

行えるようになっていたら、すごく他のスタッフに喜ばれますよ」程度でも十分です。とにかく、少し先の仕事内容について、希望を見出せるように仕向けてあげることが大事です。

■ 中堅スタッフの教育法

「もう新人とは呼べない時期」に差しかかってきたら、ひとつ気をつけたいことに「なかだるみ」があります。仕事に対して情熱やモチベーションを失って、ただ事務的にこなすだけになってしまったとしたら、早めに脱してもらいたいところです。そんなときこそ、課題を出してあげましょう。「この職場にいるのなら、絶えず成長を繰り返していかないと NG なんだ」と、再認識してもらう意味でもこれは有効です。

実は絶好の課題があります。それは「新人スタッフの教育」です。新人スタッフ教育の中心人物になってもらいましょう。ただ責任やノルマばかりを与えるのでいけません。明確な役割を与えたうえで、権限も与えるわけです。たとえば、新人歯科衛生士の教育をしてほしい場合、「予防歯科チーム」を院内に結成して、成長させたい中堅スタッフに「チームリーダー」を務めてもらうのです。この場合、そのチームが売り上げアップのような成果を出した際には、評価をしてインセンティブ報酬や特別なボーナスを出しましょう。これを行ううえで大切なことは「やる気をもち直してもらうこと」で、「あなたはこの医院に真に必要な人材なんですよ」、「あなたは本気を出して取り組めば何でもできる人なんですよ」といったマインドセットに結びつけるようにしましょう。

■ ベテランスタッフの教育法

ベテランスタッフに対しては、ただ役職を与えるだけではなく、医院の経営や診療の戦略会議に参加してもらって、意見を求めるなど、いろいろな役割を果たしてもらいましょう。このときは認識をはっきりと改めてもらうことが大切です。ただの一介のスタッフではなく、「経営者側に立ったブレーン」であると認識してもらいましょう。

医院の理念を改めてしっかり伝えると同時に、院長先生が不在のときでも、医院の指揮命令や舵取りを担うような責任感を意識してもらいましょう。

第2章 育成・定着

4 スタッフ定着虎の巻
②長く勤めやすい仕組み作り

黒飛一志（㈱デントランス）

どうすれば、スタッフは長く勤めてくれるのでしょうか？　給料がよい歯科医院だからでしょうか？　ストレスのない歯科医院だからでしょうか？　いろいろと要素はあると思いますが、実際に多数の歯科医院スタッフに聞いていくと、次の3つの要素に大別できます。「院長との人間関係、スタッフとの人間関係がよい」、「早く帰れる、就労条件がよい」、「やりがいがある」です。

やはり、歯科医院では長期にわたって安心して働きやすい環境を提供することが大事です。福利厚生や時短制度など、定着のための歯科医院の環境整備について考えていきましょう。

■ 院長との人間関係、スタッフとの人間関係がよい

人間関係が悪い職場は、長く続けることができません。よい人間関係を作るということは、よい診療の提供のみならず、スタッフの定着に繋がるのです。では、どうすればよい人間関係を作ることができるのでしょうか。これにはさまざまな答えがありますが、状況によって大きく変わると思いますので、ここではその本質的な部分をお伝えしたいと思います。

よくあるのが院長の価値観とスタッフの価値観の不一致です。院長、歯科医院には、理念やルール、診療、患者、サービスに対する考え方、価値観がありますが、価値観が合わないと、歯科医院の人間関係という部分において致命的になり得ます。もちろん、歯科診療や歯科医院経営と関係ない部分の価値観であれば、容認することもできると思いますが、歯科診療に対する考え方が違ったり、医院の方針についての価値観が違うと、よいコミュニケーション、よい人間関係を築くのが難しくなります。もちろんすべてのケースで当てはまることはありませんが、求人・採用の時点で「理念や価値観」が合う人を選ぶ、そして教育の時点で価値観のすりあわせをしておくことが大事です。

院長とスタッフの人間関係をよくするために必要なことがあるとすれば、それは適切なコミュニケーションといっても過言ではありません。経営者と従業員はお互い交わることのない関係ですが、そんな交わらない関係の2者が協力して、

１つのことを成し遂げていくには、コミュニケーションが必要です。

　多くの院長先生にいえることですが、無難に一緒に仕事をしているといっても、多忙によりスタッフと十分なコミュニケーションがとれていないという現状があると思います。もちろん、コミュニケーションは朝礼、ミーティングなどで補うことはできると思います。しかし、スタッフたちは他のスタッフのいる前では、本当のことを院長先生に伝えません。院長先生が本当のことを知らないまま、辞められてしまうことはよくあります。

１．「信頼残高」を高める

　故スティーブン・R・コヴィーさんをご存じですか？　今世紀もっとも重要な成功哲学書といわれている『７つの習慣』（キングベアー出版）の著者です。

　彼が、『７つの習慣』のなかで話している「信頼残高」という考え方が、歯科医院におけるスタッフの定着を考えるうえで非常に有効ですのでご紹介します。

　銀行口座にお金の預け入れを重ねていけば残高はプラスになり、引き出しをすればマイナスになります。実は、人間関係も銀行口座と同じなのです。相手との信頼関係において預け入れも引き出しもあるのです。この人間関係における信頼の度合いを「信頼残高」と呼びます。

　スタッフとの「信頼残高」はどれくらいあるでしょうか。「信頼残高」を高めれば、スタッフたちは院長先生のニーズを読み取り、先に行動してくれるようになります。院長先生が何を求めているかを先回りで考えてくれるスタッフがいると、診療も経営も楽しく、非常に楽になります。この状態は、非常に歯科医院の成長が期待できる状態です。この状態が続けば、スタッフが長く定着することに繋がるのです。これからは毎日の行動を、スタッフとの「信頼残高」を高めるためにしてください。先生が毎日の行動に意味を見いだせれば、やる気にもなります。なぜなら、毎日の行動があなた自身の歯科医院の長期的な安定に繋がるからです。

　では、歯科医院においてはどんなことが預け入れになり、引き出しになるのでしょうか。歯科医院における「信頼残高」の預け入れは、**表１**のような行動で可能となります。逆に歯科医院における「信頼残高」の引き出しは、**表２**のようなことで起こります。思い当たることはありますか。院長先生が日々の診療で無意識に行っていることも多いと思います。表２のようなことがあれば、これからはそのスタッフとの間の「信頼残高」が下がってしまうと覚えておいてください。

　ここで「謝る」ということについて深掘りしてみます。人は誰でもミスを犯します。ミスそのものも「信頼残高」の引き出しかもしれません。しかし、プライドを捨てて、自分のミスを正直に認めて誠実に謝ることは、実は信頼の預け入れ

表❶　歯科医院における「信頼残高」の預け入れができる行動

- ☐　「ありがとう」という言葉をかける
- ☐　スタッフの顔を見て、名前を呼ぶ
- ☐　スタッフ・患者との約束を守る
- ☐　スタッフ・患者に親切であり、礼儀正しくする
- ☐　院長に非があるときは、スタッフ・患者に素直に謝る
- ☐　他のスタッフの前で、そのスタッフを褒める
- ☐　スタッフの成長を祈って、叱る・注意する

表❷　歯科医院における「信頼残高」の引き出しに繋がる行動

- ☐　指示、命令だけをしてお礼を言わない
- ☐　スタッフの顔を見ずに指示する
- ☐　スタッフ・患者との約束を破る、待たせる
- ☐　スタッフ・患者に無礼な態度をとる
- ☐　他のスタッフ・患者の前で怒る、怒鳴る
- ☐　イライラして器具を床に投げつける
- ☐　スタッフを無視する
- ☐　院長の非を認めず、傲慢な態度をとる
- ☐　二面性がある
- ☐　ボーナスを出さない
- ☐　不当に残業させる

になります。最もやってはいけないこと、それはミスを犯したときにそのミスを隠す行為です。スタッフは1度目のミスは許してくれます。しかし、ミスを隠し、さらに隠し通そうとすれば、周囲の「信頼残高」は一気に引き出されることになります。ミスを認めていける人間関係を作ってください。

　筆者がお勧めする簡単な「信頼残高」の預け入れ方法は、「ありがとう」と言うこと、スタッフの名前を呼んで挨拶すること、スタッフを褒めること、この3つです。これらは今日からでも始められます。しかし、急にやり始めるとスタッフも動揺します。「院長、大丈夫？」、「院長は何かを企んでいる」、「院長、また何かのセミナーに出た」、「どうせすぐに元に戻るよ、1週間だけ」などと思われるかもしれませんので気をつけてください。しかし、今回はいままでとは違うということを継続というかたちで示してください。

2．個人面談は「信頼残高」を高め、「定着」に繋がるツール

　では、より高い「信頼残高」を得るためには何が必要でしょうか。前述のような行動を毎日することができれば、「信頼残高」は高まっていきます。しかし、実はこれだけで十分ではありません。というのは、スタッフたちにはスタッフたちなりの考えや悩みがあり、その考えや悩みは、普段一緒に仕事をしているだけでは、伝わりにくいことが多いからです。

　たとえば、スタッフ同士で問題があっても院長先生に伝えなかったために、問題が大きくなってから知ることになり、時すでに遅し、すでにスタッフ間の亀裂

表❸　個人面談の手順

> 1．場所を整える
> - 個室にすることで、プライバシーを守る
> - 話しやすい雰囲気の部屋で行う
> - 院長とスタッフが対面にならないように、同じ方向を向く椅子の置き方にする
> 2．話しやすい雰囲気を作る
> - お菓子などを出して、リラックスできる雰囲気を作る
> - 控えめに音楽などをかけておく
> - 院長は笑顔で機嫌よい感じを出す
> 3．最近のそのスタッフのよいところを褒める
> 4．最近の調子はどうかを聞く

が大きく、どちらかのスタッフが辞めなければならなくなっており、もっと医院をよくしたいと思っているスタッフが、院長先生に伝える機会がもてずに、いつの間にかそのモチベーションも下がってしまうなど、さまざまな状況が考えられます。

　なぜ、このようなことになってしまうのでしょうか。それは、スタッフたちの問題が、院長先生に伝わっていないからです。もし、スタッフたちの心理状態や考えていること、悩みを事前に知ることができていたなら、これらの問題は起らなかったかもしれません。解決に向けて早くに解決策を練り、対策していたでしょう。

　つまり、問題の本質は、院長先生が問題を知るのが遅かったということです。これを防ぐ方法のうち、非常に効果的なのが、「個人面談」です。個人面談は、あなたとスタッフが一対一で話をします。もし、院長先生に効果的な面談をするコミュニケーション力があれば、スタッフは悩みを打ちあけ、院長先生は早い段階から対策を講じることができます。また、自分の悩みを打ちあけるだけではなく、他のスタッフの悩みを知らせてくれる場合もあります。

　悪い報告だけではないかもしれません。スタッフから、歯科医院がよりよくなる改善案を提案してくれることがあります。それを実行に移せば、スタッフたちのやりがいや、長期勤務に繋がるかもしれないのです。個人面談を効果的に行うことができれば、それは大きな実りとなるのです。

3．効果的な個人面談

　効果的な個人面談を行うには、「個人面談ではスタッフの話を聞く」ことが重要です。多くの院長先生は、"面談"は院長の伝えたいことを伝える場だと考えています。「いつも診療で忙しいから、面談で言いたいことを伝えよう」ではスタッフたちの信頼は勝ち取れません。スタッフたちの「信頼残高」が十分あればそれも可能ですが、そうでない場合、スタッフたちは「この院長の話を聞くために時間を割いているのか」と思うでしょう。個人面談は、スタッフの話を聞く場と理

表❹　院内の人間関係を良好に保つ方法

人・採用にスタッフにかかわってもらう
▪「院長が勝手に決めた人だから」といって教育しなかったり、先輩スタッフから率先してコミュニケーションをとらない場合があったりします ▪ 採用したいスタッフの理想像を一緒に現スタッフと考えることや、面接に先輩スタッフを同席させるなどの工夫をしましょう
面接時に「人間性」のチェックをする
▪ 面接で見えることも多いです。しっかりと面接の仕組みを作りましょう
人間性の教育を教育の仕組みに入れる
歯科医院の文化・価値観のなかに「お互い仲よくする」、「コミュニケーションを大事にする」を入れる
常日頃からスタッフ同士が仲よくなれるよう、コミュニケーションの場を提供する
個人面談などで問題を明確にして解決する
主任などスタッフの人間関係を調整する役割を作っておく

解してください。表3に、具体的な個人面談の進め方を説明します。

　より詳しい面談のやり方に関しては、『歯科医院のためのスタッフ・マネジメントDVD』（㈱デントランス）をご覧ください。ぜひ、信頼残高を向上させる「個人面談」を導入してみてください。

4. スタッフ同士の人間関係が悪い場合

　歯科医院は女性が多い職場のため、どうしても人間関係に悩むことが多くなると思います。歯科医師だけが男性、逆に歯科医師、スタッフを含め全員が女性という歯科医院も珍しくありません。女性が複数人集まる歯科医院には、だいたい女性ならではの人間関係が発生します。女性同士は合えばうまくいきますが、合わない場合にはぎくしゃくしやすいという特徴があるようです。仕事がやりにくかったり、ひどい場合にはいじめや嫌がらせが発生してしまうこともあります。

　そのようにならないために、表4の取り組みをお勧めします。これを参考に、よい人間関係の職場を作ってください。

■ 早く帰れる、就労条件がよい

　「早く帰れる」、これは最近多く聞くニーズです。以前は残業を頑張るスタッフが評価される時代でしたが、現在、世のなかではだんだんと「早く仕事を終えて、早く帰れるスタッフ」が評価される時代になってきているようです。

　とはいえ、診療が長引くこともありますし、診療後には片づけをしなければなりません。また、患者が多くなる夕方以降は、歯科医院を開けておきたいものです。しかし、この人材採用難の時代には「早く帰れる」歯科医院を作ることも、定着を考えるうえで大事な要素となっています。まずは残業を減らす努力。これは常に行いたいものです。

1. 診療時間の短縮

　残業を減らす一番の方法は、「診療時間」を守ることです。これはとくに院長先生や勤務医がコントロールできます。しかし、遅刻してきた患者さんにどう対応するのかが問題です。クライアントの先生に勧めているのは、遅れて来たら、決まっていた時間まで診療して、終了時間を守るということです。これは患者教育にも繋がりますので、できる歯科医院は実行してもらいたいです。

　また、終了間際の急患の対応など、ルールを作ることが大事です。痛みのある急患を断るのは難しい場合もあると思います。したがって、ある一定のルールを院内で作っておくようにしましょう。

　最近は、滅菌係を雇って、歯科衛生士の最後の片づけの時間を短くしている医院もあります。歯科衛生士の残業代を払うのとあまり変わらないのであれば、スタッフのモチベーション維持、定着に繋がるという意味でも、滅菌係の雇用は経営判断として正しい場合が多いのです。

　しかし、根本的な解決は診療時間を短くすることです。ただ、この「早く帰れる」というのは、売上を考えたときに相反する要素となり得ます。

● 診療時間を短くすると……。（筆者：黒飛一志の例）

　最近、夜の診療時間を短くしてもさほど売上が下がらないという話を聞きました。実際に、筆者が理事長を務める歯科医院「あおぞらデンタルクリニック」でも同様だったので、例として出させていただきます。

　2013年のことです。当時、週3日間は夜10時まで診療を行っていたことがありました。夕方までに来院できない患者がたくさん来院し、医療報酬（売上）に大きく貢献する部分でした。しかし、院長とスタッフは帰宅するのが夜11時を超えることがしばしばありましたので、このままでは疲労困憊してしまうのではないかと危惧し、理事長として、院長に診療時間の短縮を提案しました。

　理事長として、彼らに長く勤めてもらいたいという想いがありましたので、診療の最終受付を徐々に短くしていきました。もちろん患者に迷惑をかけることになるので、段階的に時間を減らすことと、周囲の歯科医院へお願いして引継ぎをしていきました。多少の苦労や患者からのクレームはあったようですが、おおむねスムーズに移行できたようです。

　時間を短縮したときに多少の収入減はありましたが、2、3ヵ月するとすぐ元に戻りました。就労時間が短くなったぶん、院長・スタッフが働きやすくなったのだろうと思います。現場に聞くと、キャンセルの患者さんも減って診療しやすくなったとのことです。

「定着」を考えた場合、「早く帰れる」歯科医院を作ることは重要な要素になるようですので、考えてみてはいかがでしょうか。

2. 待遇の改善

また就労条件がよいという点に関しては、前述の「就業時間の短さ」に加え、休日の多さ、給与の高さ、賞与の有無などがとくに挙がるようです。周囲の競合歯科医院を調査して、ある程度の就労条件を整えないと、定着は難しい時代になっています。

とくに歯科衛生士を確保したい歯科医院は、非常勤の歯科衛生士が働きやすい環境を作ったり、産休・育休を取れる仕組み（大規模歯科医院でないと現実的ではないですが）、時短正社員制度の導入、シフト制の導入、フレックスタイム制の導入、変形時間労働制の導入などを検討してみてください。女性が長く続けられる環境を作ることは、「定着」を考える歯科医院には急務となっています。

また、非金銭報酬である福利厚生の充実も、最近は働きたい職場の条件に挙げられています。小企業である歯科医院は、なかなか福利厚生を充実しづらい部分がありますが、工夫できることはたくさんあります。私がお手伝いしたクライアントの歯科医院では、「勤続10年で、東京ディズニーランド・ペア旅行プレゼント」を実施したり、「有給が消化できない場合は積立可制度」や「月1回、好きな本を1,500円まで買ってよいよ制度」などおもしろい福利厚生を作っていました。こういったことを「就業規則」に落とし込んでおくことは、労働基準の観点からも必要な時代だと思います。

■ やりがいがある

「いまの医院は、人間関係がよく、就労条件もよくて、福利厚生もしっかりしている。しかし、何か毎日にハリがないのです」これは、ある歯科衛生士さんと話していたときに、聞いた言葉です。「就職して3年経って、ある程度のことはできるようになってしまい、毎日が同じようにこなすだけに感じています」これは、別の歯科衛生士さんに聞いた言葉です。やりがいを感じなくなると、どうしても毎日にハリがなくなり、モチベーションが下がってしまいます。結果、他業種に転職したり、他院へ行くことになったりします。ぜひ、やりがいを感じられる歯科医院作りをしていきましょう。

1. 教育・評価を賞与などへ反映させる

第2章3項「スタッフ定着虎の巻 ①人が育つ仕組み作り」（P64参照）でお話しした「教育」ですが、ただ単に教育するだけでなく、その結果を評価すること

が大事になります。スキルを習得しても評価されなければ、そのスタッフのモチベーションは続きません。できている、できていないがわかるからこそ、目標に向かって頑張れます。また、評価されてこそ、できたときの達成感があるのです。

同じく、「スタッフ定着虎の巻 ①人が育つ仕組み作り」でお伝えした、スキル別、入職歴別に教育方法に分け、それぞれの教育のゴールを明確にすることで、評価はできるようになります。評価は３〜５段階で、できれば院長の評価だけなく、同じ職種の先輩の評価もあればよいでしょう。また、本人の自己評価の欄があると、本人の認識もわかり、よりよくなるでしょう。しかし、評価する“だけ”では、やる意義を感じてくれません。したがって、評価を給与や賞与などに反映させることが大事です。このあたりは社労士と相談しながら、医院に合った評価制度と昇給制度の連動を作っていきましょう。多くの歯科医院を見て思うことは、評価制度と昇給制度がうまく連動している歯科医院は少ないということです。

歯科医院の業務では数値で測れない部分も多く、評価が抽象的になりがちだったり、院長の好きなスタッフの評価が高かったりするという属人的な要素があります。つまり、正しい評価が難しいのと、その不適当な評価を給与や賞与に結びつけると、現場での不公平感が出てしまうことが問題です。そもそも評価制度とは、スタッフのモチベーションを上げ、定着してもらうための取り組みなので、あまりきっちりは作らず、遊びの部分をつくることが現実的だと思います。

あくまで「教育→評価→反映」の流れをスタッフには知ってもらいましょう。

２．未来を見せてやりがいをもたせる

前述の歯科衛生士の言葉で「就職して３年経って、ある程度のことはできるようになってしまい、毎日が同じようにこなすだけに感じています」というものがありました。勤務医も、勤務３〜５年目になると、その歯科医院で自分のすべきことがわかり、できるようになるので、どうしても、やりがいを感じにくくなってしまいます。この原因はその人にとっての将来・未来が見えにくくなっているからです。解決法は、彼らに明るい未来を見せることです。具体的には、経年的に学べること、経験できること、得られること、給与などを事前に見せることが大事になります。たとえば、歯科衛生士にはキャリアプランを作ることで、３年でやりがいがなくなってしまうことを避けることも可能です（**表５**）。

他には、勤務医の給与モデルを作るなど、未来を見せることは、長く続けていこうというモチベーションを保つには重要です。

３．一番のやりがいは患者さんの声

患者の満足度を高めることに、スタッフ本人が喜びを見出せるようになると、

表❺　ある歯科医院の歯科衛生士のキャリアプラン

1年目	歯科衛生士業務の魅力をたくさん発見する ▪基本技術の習得（補助業務・的確なアシスタント業務ができるようになる）
2年目	スキルアップして治せる、できる喜びを知る ▪技術の向上（SRP、PMTC、唾液検査、各種研修会に参加する）
3年目	認められる喜びを知る ▪責任感の醸成（実習生、後輩、歯科助手に歯科の研修を行う。訪問歯科へ参加する）
4年目	幅の広い見識を養う ▪さまざまな人との出会い（歯科以外のものを取り入れる、他院見学を行う）
5年目	自分の可能性を広げる ▪日本臨床歯周病学会の認定歯科衛生士資格や、好きな分野の認定歯科衛生士資格の取得。歯科以外の分野の学会への所属

先生の歯科医院に定着する可能性は非常に高まります。患者に喜ばれることをスタッフが行ったら、そのことはいっさい遠慮せずにたっぷりと褒めて評価してあげましょう。これによって「信頼残高」を増やすことになるうえに、スタッフが「患者さんのためにもっとがんばりたい」と感じてくれることも期待できて、まさに一石二鳥です。患者に「スタッフのよいところ」アンケートをとり、それを発表することで、「やりがい」を保つ工夫をしている医院もあるようです。

4．歯科医院内での役割を与えること

　スタッフに担当を与えることは「やりがい」に繋がることが多いです。しかし、ただ責任を押しつけるのではなく、「その担当にしかできないこと」、つまり権限も一緒に与えることです。たとえば、矯正担当という役割を与えたなら、そのスタッフには矯正器具を選ぶ権利を与える。もちろん、矯正医や院長の意見は聞く必要がありますが、権利を与えてあげるとやる気になるものです。

　また、面白い役割として、笑顔担当やモチベーション担当（スタッフの元気を出す役）、挨拶担当、改善担当などがあり、楽しみながら医院をよくしていくことが可能です。

5．結婚・出産後の復職

　歯科業界では、新しい技術や考え方が日進月歩で生まれています。とくに歯科衛生士は、しっかりとした技術と知識が求められていますが、結婚や出産、育児という理由で現場を離れてしまうと、仕事の楽しさ、やりがいなどを知っていても、ブランクの不安を抱えていて、働ける状態になっても、なかなか歯科衛生士として復帰しにくいと考える方も多いのが現実のようです。したがって、その不安を取り除ける歯科医院になることが、求人難の時代に、歯科衛生士求人に困らない歯科医院の条件になり得ます。教育の仕組み、復職セミナーの開催、時短制度の導入、子どもの急なお迎えへの対応など、環境を整えていく必要があります。

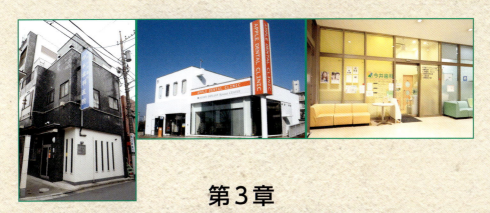

第3章
取り組み紹介

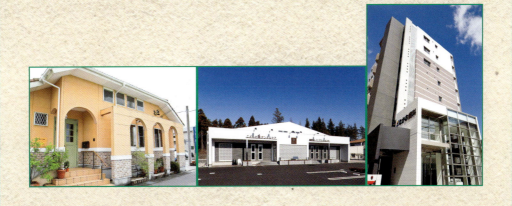

当院の採用・求人活動①

円滑な求人・採用活動のカギはシステム化にあり!!

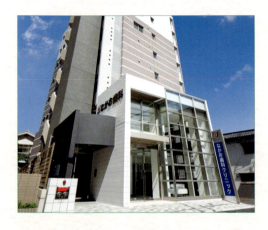

戸畑駅前
なかお歯科クリニック

所在地	福岡県北九州市戸畑区中本町8-11
ユニット数	13台
スタッフ数	歯科医師5名、歯科衛生士5名、歯科技工士2名、歯科助手6名、受付3名
1日平均患者数	約80名
診療時間	9〜19時（土曜18時まで）　休診日は日・祝日
HP	http://www.nakaosika.com/

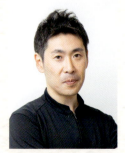

中尾伸宏
Nobuhiro NAKAO

　当院は、2003年、福岡県北九州市戸畑区で開業し、総合的な歯科医療を高度なレベルで提供しています。
　まず、簡単ではありますが、当院の理念を紹介させていただきます。

- 当院は歯科医療の発展のために次世代を担う専門的な人材の育成を行い、優秀な医療チームを作ります。
- 当院の患者さんは健康に対する意識が高く、治療、予防に協力的な素晴らしい患者さんです。
- 当院のスタッフは、皆に愛される歯科医療に夢と誇りをもった活き活きとしたスタッフです。
- 院長は、上記の理念を達成するために、夢と情熱を持って患者さんとスタッフの幸せのために力を注ぎます。

　この理念を達成するためには、スタッフ、チームの活躍が重要です。活躍できる素晴らしいスタッフを育てるために、まずは、求人・採用にしっかりと取り組む必要があります。

ゴールを明確にする

　2016年の春のことです。複数の歯科衛生士、歯科医師の退職が重なる時期があり、いままでただ何となく行っていた求人・採用活動を見直さなければならない状況になりました。その際、黒飛一志先生に協力を仰ぎ、本格的に「歯科衛生士・歯科医師の求人・採用のシステム作り」に取り組み始めました。
　取り組みのスタートは、まず「ゴールを明確にする」ということでした。そこで、当院のゴールを、「後進に心おきなく継承できる安定した歯科医院をつくる」とし、それを達

戸畑駅前 なかお歯科クリニック

成するうえで必要なことを短期目標として、

- 2016年8月1日までに歯科医師1名、歯科衛生士2名採用する
- 2017年4月で、常勤歯科医師3名、常勤歯科衛生士4名にする

と2つ定めました。

また、黒飛先生から、「目先だけの対策ではなく、今後10年、20年使えるシステムを作りましょう」とアドバイスがありました。そこで、求人活動を行っていくのと同時に、それをわかりやすく説明したマニュアル、チェックシートを製作し、求人方法をシステム化することにしました。

求人活動と同時に、システム化まで行うのは骨の折れる作業でしたが、いま考えるとあのときに作っておいてよかったと思います。再現性のあるシステムであれば、一度作ってしまえば、時間と労力を大幅に削減できます。

当院では、2016年に以下のような流れの求人・採用システムを構築しました。

リストを作って、歯科衛生士や勤務医と良好な関係を築こう

リストとは、一度でもかかわったことのある歯科衛生士や他院の勤務医をリスト化したもので、彼らの名前や筆者との関係を記載します。

歯科衛生士、勤務医の確保が難しい昨今、歯科衛生士や勤務医との繋がりは大事にすべきです。リストを増やしていくことで、紹介や採用のチャンスが増え、結果的に求人・採用活動のよい結果に繋がります。

当院は、以下のような分類でリストアップを行いました。

1. 現在当院に勤務している歯科衛生士、勤務医
2. OB、OG の歯科衛生士、勤務医
3. 筆者の勤務医時代の歯科衛生士、勤務医
4. スタディーグループなどで出会う歯科衛生士、勤務医
5. 面接した、あるいは、履歴書のある歯科衛生士、勤務医
6. Facebook などで連絡の取れる歯科衛生士、勤務医
7. 他院の歯科衛生士、勤務医

リストアップすることで、いま自分にどんな人的な資源があるのか、あるいは不足しているのかが明確になりました。

しかし、単にリストの数を増やすだけでは意味がないと気がつきました。やはり、いくら知り合いの歯科衛生士、勤務医が増えたところで、筆者や当院と関係性ができていないのでは、まったく意味がありません。リストはリストでも、「信頼関係のあるリスト」作りをしないといけないのです。歯科衛生士、勤務医リストは増やすだけでなく、育てることが重要です。リストの人材と継続して連絡をとり、信頼関係を構築し始めて、はじめて活用できることに気がつきました。

現在、当院のリストには歯科衛生士は約30名、勤務医は約50名の名前があります。リストが増えて感じたのは、求人・採用が楽になりつつあるということです。勤務歯科衛生士が知り合いを紹介してくれたり、医院のイベントにリストアップされた歯科衛生士や見込み勤務医が来てくれたりするようになりました。

リストの数が一定以上になると、紹介でも

当院の採用・求人活動①

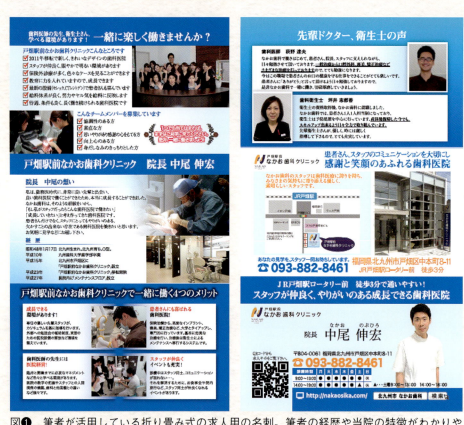

図❶ 筆者が活用している折り畳み式の求人用の名刺。筆者の経歴や当院の特徴がわかりやすく記載されている

よい人材が見つかるようになります。リストを増やすために工夫したこととして、求人用名刺が挙げられます（図1）。

後述の求人サイト制作を含め、これらの作業は非常に時間と労力がかかりました。というのも、いままで当院の強みや、求職者にとっての魅力やメリットを真剣に考えたことがなかったからです。このプロセスが重要だと思います。改めて当院の特徴を冷静に分析することができ、また当院の根幹である理念を大事にしていかなければならないと、気がつくことができたからです。

他に、リストアップした歯科衛生士と勤務医に対して行ったことで、システムとして続けていることは、「よい人間関係を保つ」ということです。具体的には、年賀状や暑中見舞いを出したり、医院の勉強会や飲み会、パーティーなどに呼んだり、メールで有益な情報を送ったりしています。これは信頼関係の構築に繋がります。

また、若い歯科医師との繋がりを作り、自分のもっている資源を提供する場として、歯科医師スタディーグループを立ち上げ、年4回ほど活動しています。現在は、歯科衛生士のスタディーグループの立ち上げを検討しています。

戸畑駅前 なかお歯科クリニック

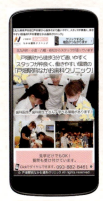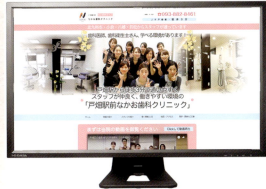

図❷ スマートフォンでも閲覧できるため、多くの求職者がサイトを見て来院する

求人から面接までのシステム作り

まず、求人から面接までのシステムとして下記のような流れを作ろうと考えました。
①入り口のメディア（認知）
②当院をよく知ってもらう（興味）
③見学に来てもらう（行動）

消費者の購買決定プロセスを説明するモデルのAIDMA（Attention：注意、Interest：関心、Desire：欲求、Memory：記憶、Action：行動）を部分的に取った感じです。

①入り口のメディア（認知）

認知のステージにおいては、まず当院が求人をしていることを求職者に知ってもらうことが重要です。そのため、できるだけ数多くのメディアに求人広告を出し、認知してもらうことに努めました。

当院では、院内外で看板やチラシを掲示し、ハローワークや複数の求人サイト、求人誌、歯科雑誌に広告を出し、人材紹介会社を用いたり、バナー広告、求人用名刺、プロモーション動画を制作したりしました。

ある歯科医院が4個の入り口を有していても、10個の入り口を有する歯科医院のほうが多く求職者に認知されるだろうと考え、できるかぎり多くのメディアを活用しました。

②当院をよく知ってもらう（興味）

当院が求人していることを多くの求職者に知ってもらっても、媒体に掲載されている内容が魅力的でないと見学や面接に繋がりません。そこで、掲載内容についても力を入れました。

1）魅力的な求人サイトの制作

求人サイトは、デザインを含め、スタッフと相談しながら制作しました（図２）。現在の求職者は、待遇のみならず、就職先の人間関係ややりがいがあるかないかなどを気にしています。そこで求人サイトでは、仲のよさをイメージできる写真を載せたり、良好な人間関係を形成するために行っている取り組みを紹介したり、やりがいを感じてもらうために、教育システムの詳細やその様子を動画に撮影して、求人サイトに掲載しました。面接に来る求職者からは、「求人サイトがよかった」、「動画を見てきた」との声があり、効果は大きいと考えています。

当院の採用・求人活動①

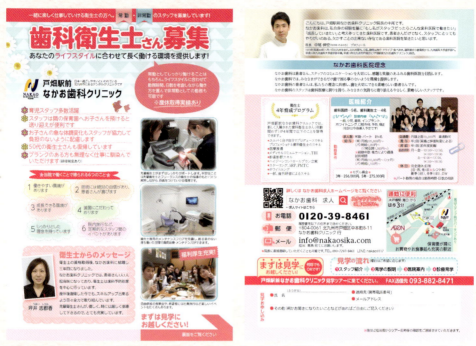

図❸　教育システムや福利厚生、見学の流れなど、不安に陥りやすい部分を明記し、安心感に繋げている

　また、動画の撮影当日は、スタッフも楽しそうに参加していたので、スタッフを巻き込んだ求人活動は、スタッフマネジメントの一つとしてもよい影響があると思います。何より、プロモーション動画は、当院の情報を端的に伝えることができますので、求職者に当院を理解してもらうには最適な方法だと思います。

２）魅力的な求人チラシの制作

　歯科衛生士は、ライフスタイルに合わせて長く働ける環境を重要視していると思ったので、育児スタッフがいることやブランクのある歯科衛生士さんへの研修制度などの福利厚生を全面に押し出しました（図３）。また、当院には「歯科衛生士４年育成プログラム」という４年間で一人前の歯科衛生士を育て上げるプログラムがあり、それも掲載することで、福利厚生だけではなくやりがいを感じることのできるなかお歯科クリニックをアピールしています。

　歯科医師向けの求人チラシは、自分自身も以前は勤務医だったので、そのころに知りたかった、学びたかったことがぱっと見てわかるように作りました。チラシは画像データがあれば、メールに貼り付けて送ることができます。メールで求人を行う際は文章のひな形を用意するのがお勧めです。

③見学にきてもらう（行動）

　おそらく見学に来る歯科衛生士は何をするのか、誰がいるのか不安だと思いますので、見学の流れを明確にしました。見学の最初にスタッフ紹介があると明記していることが、安心感に繋がっているようです。

戸畑駅前 なかお歯科クリニック

表❶ スタッフそれぞれのレベルに応じて、求められること、すべきことが変わってくる

ルーキーに求められること
身だしなみ：医院のスタッフらしい頭髪、服装、メークである
挨拶・言葉遣い：社会人として気持ちのよい対応ができる
仕事への取り組み：目標をもって、意欲的に仕事をすることができる
マネージャー・エグゼクティブに求められること
医院の利益化：医院の利益を出すため考え、行動できる
医院理念の浸透：医院理念を浸透させることができる
医院管理：1医院の管理ができる

システムを作ったら行動あるのみ！

地理上、当院に興味を抱く可能性の高い中国・九州地方の大学の教務課に、求人票、求人チラシ、求人用名刺と挨拶状を沿えて送りました。また、歯科衛生士学校に挨拶に行ったり、情報収集も兼ねて、歯科医師向け、歯科衛生士向け問わず、セミナーや合同説明会に参加しました。他にも、研鑽と同時に医院を見てもらおうと、当院主催の勉強会なども開催しました。

このように、とにかく多くの求職者に当院のことを知っていただこうとさまざまな行動をとりました。しかし、行動していくうちに気づいたのは、院内の立て直しがもっとも重要であることです。

キャリアパス・給与プランの見直し

見学や面接、そして就職した後に要項に載っていたことと違うことがあると、がっかりすると思います。そこで、キャリアパスと給与プランの見直しも行いました。

当院には以前からキャリアパスはありましたが、あまり実用的ではありませんでしたので、現場に即した形に変えていきました。

スタッフを成長レベルによって、ルーキー、グループリーダー、サブチーフ、チーフ、マネージャー、エグゼクティブの6段階に分けました。これは経験年数だけでなく、成長度合いに応じて、レベルアップします。ルーキーとマネージャーやエグゼクティブに求められる素質、能力として**表1**のようなものが挙げられます。やはり、スタッフの成長とともに、評価基準も変わってしかるべきです。

また、給与プランについても、以下のような見直しを行いました。

1. キャリアパスによる手当の支給額、ランクによる昇給を増額
2. 定期昇給（4月、歯科医師以外）
3. キャリアパスのボーナス比率の変更
4. 歯科技工士、歯科衛生士、歯科医師の給与の見直し（昇給）
5. 歯科医師　賃金モデルの製作
   1年目：375,000円
   10年目：825,000円

キャリアパス・給与プランの見直し以外にも、働きやすい環境の整備に力を入れました。

簡単ですが、当院の2016年からの取り組みをお伝えしました。さまざまなことに取り組んできましたが、一度実行したことをできるだけシステム化をして、これからもずっと継続できるように努めています。

当院の求人・採用活動②

「働いてみたい」から「働いていたい」へ

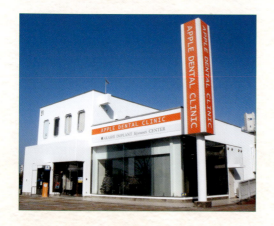

アップル歯科クリニック

所在地：兵庫県明石市大久保町高丘3-3-1（明石）
　　　　兵庫県神戸市中央区琴ノ緒町5-2-2（三宮）
　　　　兵庫県加古川市平岡町土山909-33（加古川）
ユニット数：11台（明石）、6台（三宮）、6台（加古川）
スタッフ数：歯科医師12名、歯科衛生士13名、歯科技工士5名、受付・助手24名（3院合計）
1日平均患者数：200～250名（3院合計）
診療時間：9時半～19時　水曜日は13時まで、
　　　　　土・日は17時まで
HP：https://www.apple-dental.jp/

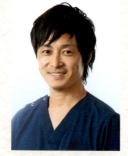

吉見哲朗
Tetsuro YOSHIMI

　歯科医師見学7名（採用：3名）、歯科衛生士見学20名（採用：新卒4名、中途3名）、歯科技工士見学2名（採用1名）、助手・受付採用3名。これは2017年春入社の医療法人社団アップル歯科クリニックの求人結果です。果たしてこれはよい数字なのか、悪い数字なのか。それは当院が求人に至った過程（拡大か欠員補充なのか）や今後の人材の定着率によって変わってきます。つまり、求人における成果とは、よい人材を集めることではなく、よい人材が育ってから初めて成果といえます。そのため、「2017年の成果は？」と聞かれると、「これからです」としか答えられないのが正直なところです。

　当法人は、人口30万人ほどの兵庫県明石市、25万人強の加古川市、そして150万人を超える神戸市、兵庫県南西部3都市にまたいで3つの医院を開業しています。総勢54名のスタッフで運営されている当法人は、歯科のなかではやや大型な法人といえるのかもしれません。新患は法人全体で毎月300名を超え、13年で通算1万9,000人以上の患者さんの診療を行ってきました。これもひとえにスタッフたちの成長あっての賜物であると考えています。

医院のすべては「人」にあり

　いま本項をお読みになっている院長先生と同じく、筆者にとっての悩みは常に「人」にあります。その反面、財産も常に「人」なのです。たとえ、どんなによい人材を雇えても、何でも完璧にできる人などいませんから、何らかの問題は必ず生まれてきます。逆に、最初は期待していなかったとしても、数年後に

アップル歯科クリニック

募集受付表

図❶　実際の判定シート

凄いリーダーシップを発揮し、結果も成果も残す人がいます。人はどう変わり、どう成長するのか、実のところ育ててみないとわからないものです。それを踏まえたうえでどうやって高いレベルでスタッフを平均化できるか、40代の中堅歯科医師の戯言として、参考になりましたら幸いです。

採用は最初の電話で8割決まる

まず、どうやって募集するかお悩みの先生も多いと思いますが、「この求人媒体がいい」、「このサイトなら必ず人が来る」などという都合のよいものはないと思います。媒体はその年によってよいときもあれば悪いときもあり、地域性や職種によって得意不得意もあります。そのため、費用はかかりますが、あらゆる媒体を使って反応があるものを反応がなくなるまで使い続け、自分の医院にピッタリ合う媒体を見つけるところから始めることをお勧めします。当法人もいくつもの求人会社を使ってきましたが、職種ごとに反応が強い媒体を見つけて、そこから人を選べる状態ができたことが、採用へ繋げる第一歩だと考えています。

そして、電話が鳴ったときが採用活動のスタートです。当法人では、本人と電話で直接話す機会を作っています。メールで応募してきた場合でも「見学の時間帯や持ち物について相談したいのでお電話ください」と返信しておけば、やる気のある方ならすぐ折り返しの電話があります。折り返しの電話をしてこない人材が必要かというと答えは否です。

そして折り返しの電話が鳴った瞬間、第1段階の判定が始まります。判定は4段階で行います。たとえば、院長レベルの歯科医師や採用できなければ医院にとってデメリットになるような人材はA判定、採用したいレベルの経歴であればB判定、会ってみたいと思えばC判定、そして不採用のD判定。さらにこの4段階に＋、−を付けて判定します。判断基準は、電話対応のマナー、過去の経歴、電話から伝わる志望度合いです。

実際に判定を行うと、大半の志望者がC＋かC−の判定になります。A、Bの方は全力で採りに行くのは当然ですが、大切なのがこのC判定をいかに見極めるかです（図1）。C判定は書類審査・面接へと移っていくわけですが、実はこの電話判定の時点で「雇いた

当院の求人・採用活動②

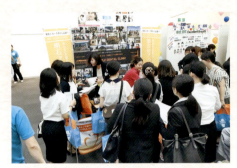

図❷　ブースには多くの歯科衛生士が集まり、その多くが医院見学に繋がった

い人」とそうでない人は8割方決めています。「どこで何年働いて、スキルやビジネスマナーがあるかないか」を判断するには、実はこの電話で事足りてしまうものなのです。

求職者の最大のポイントは勤務地？

　求職者が最も重要視するのは勤務地だそうです。この時点で、郊外の医院はかなり不利になることがわかります。当法人も三宮（神戸の中心部）に拠点を出してから応募が増えたことで、拠点の場所の大切さを痛感しました。しかし、入社してしまえば、ほとんど気にならないのも勤務地だそうです。現に当法人で働くスタッフで、三宮を第一希望で来たスタッフも、空きが出るのを明石・加古川の医院で数ヵ月間待っているうちに、「明石（加古川）で働き続けたい」と言い出すことが多数あります。

　もちろん、都会の三宮を餌に明石・加古川の医院のスタッフを募るわけではありませんが、三宮をきっかけにアップル歯科を知り、働く人たちが増えたのは間違いありません。大切なのは、郊外に位置していても「実際に医院に触れてもらう」という体験ときっかけなのではないでしょうか。

露出は大切。就活イベントや説明会では待遇よりも人を魅せる

　現在、歯科業界の人材不足は年々加速しています。歯科医師、歯科衛生士の求人倍率は20倍を超えているそうです。歯科助手や受付の無資格職種ですら1.4倍と、1人1社以上の求人に対して一般の企業と張り合わなければなりません。そんななか、当法人は有資格者を8名、無資格者を3名獲得できたわけですから、2017年に限っては成功したといわなければバチが当たります。

　歯科衛生士に関しては、求人会社主催の就活イベントが有効でした。実際、20名の医院見学者のうち、15名以上が就活イベントがきっかけでした。しかし、このイベント、前年も複数回参加していましたが見学は1人か2人、採用にいたってはゼロでした。

　では1年で何が変わったのか。目を惹きやすい三宮駅前に拠点ができたこともありますが、プレゼンの内容を刷新したのが功を奏したと思います。これまでのプレゼンは、「こんな医院でこんな待遇ですよ」という内容でした。新しいプレゼンでは、ひとりの歯科衛生士にスポットライトを当て「こんなときはこんな制度が」、「こんなシーンにはこんな取り組みが」と、働き始めてからの一コマを切り抜いて、詳しく説明するものにしました。

　このプレゼンは、参加者が選ぶプレゼンコンペで1位を取り、50名近くがブースに訪れ、結果、15名以上の見学に繋がりました（図2）。

　実際にブースに来た方や見学に来た方に話を聞いてみると、「プレゼンしているスタッフの仲がよさそうだった」、「楽しそうだった」

アップル歯科クリニック

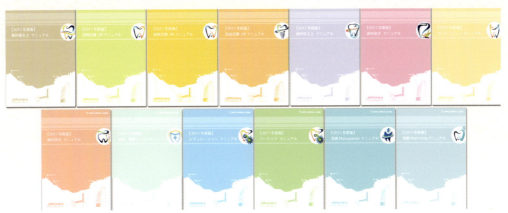

図❸ マニュアルは職種別で製作している

という感想が多かったのです。つまり、求職者が見たいのは、給与などの待遇以上に、実際に入社してから自分が溶け込めるかどうかを見ているのかもしれません。

実際に働く自分を思い描かせる

当法人の面接は、事務とチーフによる一次面接、理事長・院長を交えての二次面接まで行います。一次面接では、履歴書を見ながら経歴や応募動機、志望度合いなどを図るのはもちろんですが、実際に働いてからの姿を想像させることに注力しています。しかし、こちらが見ているのは、質問に対する相手の反応です。

たとえば、19：15の定時に対して、帰れる平均時間は19：30以降、家に着くのは20：00ぐらいというシチュエーションを説明した際にどんな表情をするか、あるいは医院が費用負担する前提でセミナーに参加してもらうことを説明した際にどのような返事をするかどうかをみます。面接に向けて「用意してきた言葉や表情」以外の部分を見ることが、一次面接の合否を決めるポイントと考えています。

教育にはマニュアルとカリキュラム、モチベーションには人の力

入社してからはいざ教育です。実は当法人でも、4名の歯科衛生士が入ったものの、そのうちの3名が1ヵ月もしない間に退職してしまった辛い過去があります。

当法人ではかねてから、スタッフ教育にはマニュアルとカリキュラムを導入しています（図3）。マニュアルに関するセミナーに参加し、何度も繰り返し作り替え、数年前からはそれなりに形になったマニュアルができていました。しかし、それが仇となってしまったのです。当時の教育は、新人にマニュアルを渡し、関連書籍や動画を見せ、そのレポートを提出させるという教育でした。新人スタッフにとっては、それが「放ったらかしにされている」と感じる方法だったのです。

そして彼女たちの口からは、「レポートが多い」、「先輩が悪口を言っていた」、「教えてもらえない」という当院のシステムや性質や、「キャバクラのほうが稼げる」というとんでもないものまで、さまざまな不平不満を残し、

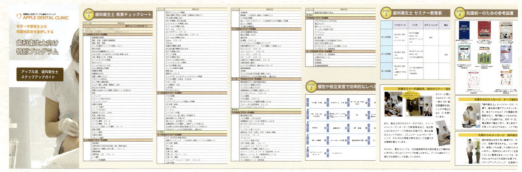

図❹　カリキュラムを基に、先輩スタッフが親身になって支えることが重要

5月の連休を待たずして去っていきました。「これまで大丈夫だったから」という慢心から、せっかく手に入れた宝の卵を、私たちは一瞬にして失ったのです。

それを糧に、「教育係」と「チューター」の2種類の教育担当を決めました。教育係は現場の仕事を教え、チューターは医院での生活をサポートします。新人たちの不安や悩みをケアしながら育成していきます。

新社会人の社会性は、年々変化していきます。よく「ゆとり」や「さとり」などという時代背景を反映した呼び名で言われますが、その世代すべての人材を悪いと決めつけてはいけません。しかし、昔ほど「見て学べ」ができなくなったのも確かです。ただ、彼らは決して馬鹿ではありません。「見て学べ」では効率が悪いことがわかっているから、教えればできる世代に変わっただけではないでしょうか。時代とともに変わりゆく仕事に対する価値観は、私たちが合わせるべきなのです。

マニュアルやカリキュラムはとても大切です。いまでも自慢のスタッフを語るうえでは外せない医院の財産です。しかし、どんな優秀なマニュアルも、それだけでは人は育たないということを忘れてはいけません。マニュアルとカリキュラムを使って、先輩がしっかり教えるスタンス、それが私たちが辿り着いた現段階での正解だと思っています（図4）。

勤務医にはすべてを包み隠さず見せる

筆者が知り合いの先生などにお会いしたときに言われて最も嬉しい言葉が、「アップル歯科の勤務医はレベルが高いね」という一言です。実際、筆者より遥かに形成が上手な先生や紹介患者が圧倒的に多い先生など、歯科医師として尊敬できる勤務医に恵まれています。

勤務医に関しては、育成は理事長である私の仕事と考えています。勤務医やスタッフは最終的に理事長・院長についてくるものです。とくに勤務医に関しては、数ある歯科医院のなかから「こんな歯科医師になりたい」、「ここで勉強したい」という気持ちを抱いて来てくれるわけですから、私の責任は大きなものだと理解しています。したがって、勤務医の教育は他のスタッフとは違い、私が直接指導することが多くなります。

勤務医に対しては、厳しく指導することも多々あります。昔は厳しすぎて、「アップル

アップル歯科クリニック

はしんどいからやめておけ」と噂になるぐらいでした。しかし、そんな噂のなかでも来てくれる歯科医師がいるわけですから、こちらも手を抜くわけにはいきません。

勤務医には、経営に関する数字からインプラントのオペまで、すべてを包み隠さず見せています。そして勤務医の担当患者がインプラント治療を希望されたなら、その勤務医に任せます。もちろん丸投げはしません。しっかりできるようになるまでは、横でアシストとして指導していますし、そのために必要なセミナーにもあらかじめ行かせます。

インプラントや矯正などは、勤務医に任せない歯科医院も多いと聞きます。患者さんを第一に考えれば至極当然の話だと思います。しかし、そうなってくるとインプラントや矯正の治療経験が薄いまま、その勤務医たちが独立していくことになります。筆者は責任をもって、インプラントも矯正もしっかりと診査・診断、治療ができるようにしてから、世に送り出すことが使命だと考えています。

もちろん、当法人にいる間の責任を取るのは理事長である筆者ですから、勤務医のカルテチェックや新規の患者さんの症例検討会は、必ず参加しています。過去「アップル歯科は厳しい」と言われた時代の筆者は、本当に厳しかったと思います。勤務医は筆者の怒りに怯え、縮こまっていたかもしれません。しかし、厳しさの裏にしっかり愛があれば、それは若手の勤務医に対しても必ず伝わります。

筆者の最終的な目標は、医院をこれ以上大きくすることではありません。いまいるスタッフたちが末永く働いてくれて、卒業した歯科医師たちの医院は地域で評判の歯科医院になっていること。そして何人かの歯科医師は当法人に残って、3つの医院を自分の医院として育てていってくれることです。

この目標を実現するにあたって、いまでも「人」については悩みます。「こうすればよい人を雇える」とか「この待遇がいまの子には嬉しいらしい」など、そんな小さなことでは、若者たちが本気で動くとは思いません。ここに来ればよりよい未来を想像できる。そんな医院になることこそ、よい人が集まり、育ってくれるのではないかと考えています。

求人・採用に答えはない

結局のところ、求人、採用、そして育成も、何一つ納得のいく答えというものはありません。しかし、ひとつだけ私が満足しているのは、当法人を支えるスタッフはこの一年で1.5倍近く増えたにもかかわらず、誰一人辞めることなくついてきてくれていることです。これは一つの小さな結果でしかありません。しかし、この小さな結果を積み重ねていくことで、徐々に大きな実になってくれるのです。

「働きたい歯科」から「働いていたい歯科」になることが重要であると、私は考えています。「何をやればよいか」ではなく、「何をやれば、ここでずっと働きたいと思ってくれるか」に、考え方をシフトしてみてはいかがでしょうか?

求人・採用活動は、雇用側が変わることで、よい人が集まるのではないかと考えています。一つでも多くの医院が「ずっと働いていたい歯科」となり、放っておいてもよい人材が集まってくる。そんな相互作用が生まれる日が来ることを私は切に願っています。

当院の求人・採用活動③

"大志"を抱いて働ける医院の秘密は国際基準？

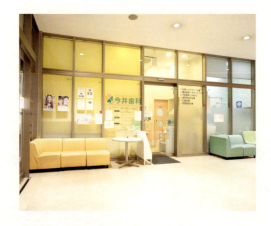

今井歯科

所在地	埼玉県八潮市大瀬1-1-3 フレスポ八潮2階 埼玉県八潮市大瀬1-2-1（分院）
ユニット数	16台（2院合計）
スタッフ数	歯科医師10名、歯科衛生士14名、歯科助手・受付9名、歯科技工士1名、保育士2名、事務3名（2院合計）
1日平均患者数	120名（2院合計）
診療時間	9時半～18時　日曜日9時半～14時
HP	http://www.identalofficeimai.com/

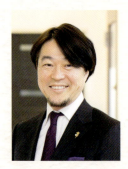

今井恭一郎
Kyoichiro IMAI

　医療法人社団大志会 今井歯科は、つくばエクスプレス八潮駅徒歩1分圏内に本院と分院があり、八潮駅内には提携医院として、ゆうき歯科クリニックがあります。当院の特徴は駅前に2軒歯科医院があり、今井歯科医院本院は保険診療中心、分院はインプラントなどの自費診療を行っています。提携歯科医院のゆうき歯科クリニックは、18～22時（平日夜間）に診療しており、会社帰りのビジネスマンや急患に対応しています。

「ISO9001」の取得

　今井歯科の求人・採用活動の特徴として「ISO9001」をいち早く取得したことです。
　「ISO」とは「International Organization for Standardization（国際標準化機構）」の略称で、スイスに本部がある非政府機関です。国際的に通用する規格を制定している組織で、「ISO」が制定したものは「ISO規格」と呼ばれています。「世界中で同じ品質・同じレベルのものを提供できるように」という国際的な基準であり、国際的な取引をスムーズにするための規格です。たとえば、非常口のマークなどの安全標識は「ISO7010」、一般的なネジは「ISO68」といったものがあり、これらは「モノ規格」といわれます。
　「ISO」はモノに対しての基準だけではありません。環境活動や組織の品質活動を管理するための仕組みも「ISO」で基準を制定しているものがあります。これらを「マネジメントシステム企画」といいます。今井歯科が取得したのは、「ISO9001」という「品質マネジメントシステム」です（図1）。
　「ISO9001」とは、継続的に顧客に対して

提供する製品やサービスの質を上げていくことを目的としたマネジメントシステムの規格です。これを歯科医院で取得しているのはたいへん珍しく、この認定を受けているということは、医療の質の向上や安全性の確保に留意し、患者のためによりよい歯科医療サービスを提供する仕組みが確立されていると認められている証なのです。

患者の立場に立ったよりよい歯科医療サービスを常に提供できるように、前向きに取り組んでいる証ともいえます。

「ISO9001」は、一貫した製品やサービスを提供し、顧客の満足度を向上させるシステム規格だけではなく、働く人に対しても国際規格に準じた組織作りなどが求められています。つまり、「ISO9001」を取得している医院ということは、従業員が働きやすい職場であることの証でもあります。また、年に1回厳格なチェックがあり、健全な医院経営を継続し続けなければなりません。

「ISO9001」の取得によるよい影響

「ISO9001」を取得し組織づくりを行った結果、以下のような効果がありました。

- 業務の効率が改善され、組織としての態勢強化に繋がる
- 規則をしっかり守れるようになる
- 仕事をマニュアル化することで透明性が増し、業務継承が円滑になる
- 継続的に改善を行うことにより、歯科医院全体のレベル向上に繋がる
- 技術・品質の保証により、社会的にも信頼され、顧客満足度の向上に繋がる

組織を作り、維持していくことは簡単なこ

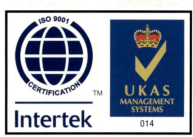

図❶　ISO認定章

とではありませんが、医院全体にさまざまなよい効果が出ています。

スタッフが働きやすい組織づくり

「ISO9001」取得は、根本となる組織作りが必須となりますので、雇用される側である歯科スタッフにもメリットがたくさんあります。また、中小企業レベルの組織力と労働条件、待遇を提供することが求められています。

認証取得にあたって、とくに仕事のマニュアルや組織の仕組みを整える必要があるため、新入社員の教育環境やサポート態勢を確立しました。入社直後の退職を防ぐことができ、長期雇用にも繋がっています。求人票やホームページなどに「ISO9001取得」と記載されていれば、歯科医院の質の高さの目安になるため、安心して応募することができます。また、他医院との差別化として「ISO9001」を取得し、クオリティの高い医療を継承・提供し、働く側にメリットの大きい「院内システム」を確立し運用しています。

リアルタイムで求人サイトを更新

今井歯科には、求人サイトがあります（図2）。求人サイトでは、実際に働いているス

当院の求人・採用活動③

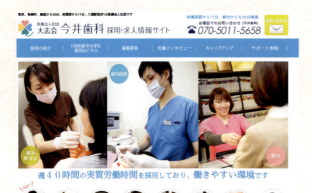

図❷　実際の業務風景やスタッフの声を掲載し、今井歯科の現場が見える

タッフの声を掲載し、サイトから直接応募できます。求人サイトを一度制作したらそれっきりではなく、担当者と密に連絡をとり、内容の見直しを定期的に行っています。

　求人情報を医院のホームページ内に載せるのではなく、わざわざ求人サイトを作るメリットは、まず患者さんには関係のない歯科医師の給与など、余計な情報を目にすることがなくなるということです。また、求人サイトでは、医院独自の教育プログラムや福利厚生について詳しく記載することにより、求職者の絶大な安心感を得ています。

これから求人サイトを制作する医院へ

今井歯科ホームページ・求人サイト制作
㈱デンタルプロモーション　代表：中屋和久

　『はじめまして、今井歯科のホームページおよび求人サイトを制作した㈱デンタルプロモーションの中屋と申します。少子化で求職者も年々少なくなる昨今、よい歯科医院だから自然に人が集まるという時代ではありません。医院側から発信することで、初めて求職

者に"よい歯科医院"だと伝わります。たとえば、患者向けの歯科医院のホームページとは別に、100％求職者向けの求人サイトを制作しておくと、それぞれのサイトの質を上げることができます。

　そもそもwebサイトには、閲覧者が求めている情報を提供することが必要不可欠です。歯科医院のホームページで「患者と求職者」両方を視野に入れることも可能ですが、最大限の力を発揮できません。

　求人サイトは、求職者に必要な情報のみを提供することができ、魅力を最大限にアピールできるツールです。歯科医院の特徴もさまざまなため、それぞれの特徴に合った求人サイトを制作します。今井歯科には、

・若い女性が多い
・既婚者、子どもがいるスタッフが多い
・積極的に研修を導入している
・独立する医師を応援する職場

などの特徴があります。弊社が求人サイトを制作する際に最も大切にしていることは、これらの医院の特徴を全面に押し出し、どのような医院なのかをしっかりと伝え、求職者・医院側双方の「思い違い」を防ぐことです。

　何度も「面接→採用→退職」を繰り返すのは、時間と労力の無駄になります。それを防ぐためには、「スタッフの声」や業務風景など、実際の現場を見てもらうことが重要です。手間と思えるかもしれませんが、それらは財産として残り、今後、活用していくことが可能ですので、無駄にはなりません。

　現在の学生は、進路先の学校を選ぶ段階か

今井歯科

ら、受験生専用サイトを利用し、「インターネットで調べ、自分で決める」ことに慣れています。つまり求人サイトは、求職者にとって身近な存在といえます。求人サイトはこれからの採用活動において、医院と求職者を結ぶ必要不可欠なツールです。』

チーム医療の確立

「環境は人を育てる」をモットーに患者や取引業者、地域の方々、そして全スタッフとの交流を大切にしています。これによりスタッフのコミュニケーション力がアップします。また、担当歯科医師制度を導入し、患者と密にお付き合いできる環境を目指しています。これにより、見学に来た求職者に対しても、自然に挨拶をしたり積極的に話しかけたりすることができています。

当院は、歯科医師、歯科衛生士のみならず、事務スタッフ、受付・歯科アシスタント、歯科技工士、栄養士、保育士、衛生管理士と、さまざまな業種によって構成されています。各部門で、技術力をアップさせるためのマニュアルとカリキュラムの実施はもちろん、院内・院外のセミナーや症例検討会などを通じて継続的に学びながら勤務できる環境づくりをしています。

院内セミナーおよび全体ミーティングは、本院、分院、提携医院の全スタッフが月に一度、診療時間内にすべての業務をストップして行います。全員が同じ基準で業務を行い、同じモチベーションを保つという意味で、有意義な時間になっています。また、診療時間内に行うことで、しっかり話を聞くことができ、課題に取り組んでいます。

自分のペースで働けるシステムを

今井歯科および今井歯科分院は、平成28年10月に診療時間を短縮し、17時30分を最終アポイントとしました。これによって、スタッフからは喜ばれ、離職率も減りました。これまで夕方以降に来院されていた患者は、夕方から夜間にかけて診療している提携医院ゆうき歯科クリニックにて対応しています。

また、当院では、子育てでブランクがある方でも安心して復帰できるように、万全のサポート態勢を整えています。週1日からでもシフト組みできるようにするなど、女性歯科医師、産後復帰したいスタッフが働きやすいシステムを考案し、確立しています。急な欠勤や学校行事などを優先できるシフト組みも歓迎しています。そのため、多くの歯科医師、歯科衛生士が産休・育休を取得しています。若いスタッフが、安心して長く勤めることができる医院であると自負しています。

医療法人名の「大志会」の由来は、ウィリアム・スミス・クラーク博士の「少年よ、大志を抱け Boys, be ambitious」です。

金や私欲のためではなく、人間としてもつべきもののために、それぞれの大志を抱いてほしい。当たり前のことのように思えますが、忙しい日々を過ごしていると見落としてしまうことだと思います。スタッフ一人ひとりが患者のためにできることを考える。その力が合致したとき、質の高いチーム医療を提供できる。やがてそれらが患者の笑顔に繋がっていくと信じて、それを実現するために、優秀な人材の確保と長く勤めてもらえる環境づくりを心がけています。

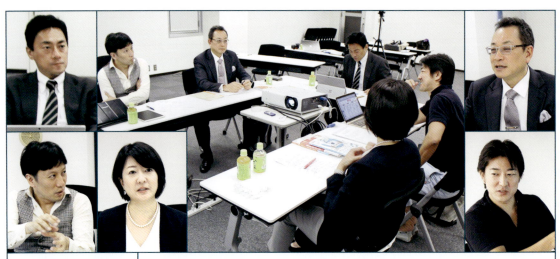

効果的な求人方法と人材を見極める採用方法

座談会【前編】 "求人・採用"

「スタッフを募集しても応募がない！」、「優秀なスタッフを採りたい！ でも、なかなか巡り会えない……」。開業歯科医師にとって、優秀なスタッフの確保は最大の関心事であり、悩みの深い部分である。本座談会では、さまざまな業界で人手不足が叫ばれるなか、いかにして優秀な人材を確保するのか、そのノウハウについてディスカッションを行っていただいた。（編集部）

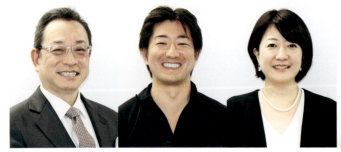
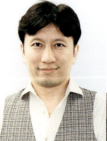
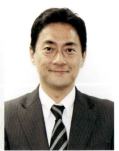

宇田川宏孝
Hirotaka UDAGAWA
医療法人社団
スマイルプラス
宇田川歯科医院
東京都墨田区太平
3-4-8

園延昌志
Masashi SONOBE
オーラルビューティー
クリニック
東京都港区白金1-14-
4-B1F

丹野祐子
Yuko TANNO
㈱グランジュテ
東京都中央区八丁堀
4-8-7

黒飛一志
Kazushi KUROTOBI
㈱デントランス
大阪府大阪市中央区
東心斎橋1-8-11
アルグラッドザ・タワー
一心斎橋2501

廣田祥司
Shoji HIROTA
㈱GENOVA
東京都渋谷区宇田川町
10-3
（司会進行）

―座談会開催にあたって― **歯科業界の人手不足 !?**（廣田祥司）

　少子高齢化が進むわが国の人口は、2008年をピークに減少に転じ、この傾向は長期にわたると予想されます。人口が減ること自体が問題なのではなく、労働力の中核をなす15歳以上65歳未満の人口層、すなわち生産年齢人口の急激な減少が問題となっており、すでにさまざまな業界で働き手の奪い合いが生じています。

　歯科業界、なかでも歯科衛生士の求人倍率に目を向けると、平成28年（2016年）の時点で20.5倍というかなりの高水準になっている状況です（全国歯科衛生士教育協議会 平成29年6月 歯科衛生士教育に関する現状調査の結果報告より）。とくに関東地方では25.2倍と、歯科衛生士の採用が非常に難しくなっていることが、調査資料のうえからも垣間見えます。

　歯科医院における求人・採用の実情を見てみますと、スタッフが辞めたときに焦って対症療法的に広告を出すなど、場当たり的な対応に終始している医院もあると思われます。日本を取り巻く環境を考えると、人材の求人・採用の仕組み作りは急務であると考えられます。

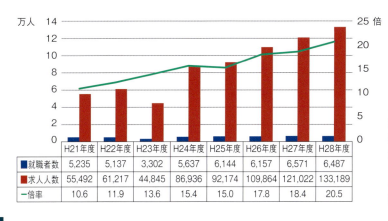

◀歯科衛生士の就職者数・求人人数・求人倍率の年次推移（全国歯科衛生士教育協議会 平成29年6月 歯科衛生士教育に関する現状調査の結果報告より引用改変）

廣田　司会進行を務めさせていただきます。よろしくお願いいたします。これまで医療業界で歯科・医科・薬科などの経営にさまざまな角度から携わってきました。

　今回は歯科医院の「求人・採用」の「いま」について、皆様と議論を深めていきたいと考えております。

　まずはご出席の方々、自己紹介をお願いいたします。

宇田川　東京・下町の錦糸町で、宇田川歯科医院を開業しております。今年で開業して30年になります。30年の間に、求職に来る人たちの価値観もだいぶ変わってきていますので、今後の求人や採用の動向などを踏まえて新しい考え方などをお聞きし、私の経験をお話しできれば、とても価値のある座談会になると期待しております。

園延　東京都港区の白金で開業しております。

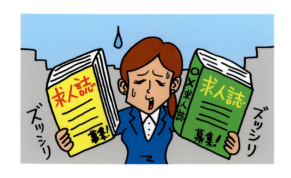

今年で開業して11年になります。歯科医院経営の傍ら、MBA（経営学修士）を取得して経営に役立てていますが、教科書に書いてあることと同じことが実際にはなかなか起こらないのが、人間社会の非合理なところだなと思いながら日々診療しています。今日は、理屈よりも実際に当院で応用した内容を中心にお話したいと思っております。

丹野 ㈱グランジュテで歯科医院総合コンサルタントをしております。現在は業務の9割以上が採用に関することで、採用した人の教育も行っております。よろしくお願いいたします。

黒飛 ㈱デントランスの黒飛です。歯科医院向けに、マーケティングおよびマネジメントのサービスを提供しています。また、大阪市内であおぞらデンタルクリニックを開業しております。全国で1,200件の取引先があります。そこでの成功事例や自分の歯科医院での取り組みについてお話したいと思います。

求人に関する失敗談

廣田 では、まずは求人についてお話をうかがいたいと思います。宇田川先生はこれまで求人に際してどのような経験をおもちでしょうか。

宇田川 たとえば数十年前の地方でしたら、歯科医院のステータスがいまよりずっと高かったので、口コミでも採用希望者が来ました。私が開業している都市部では、歯科医院の近隣住人が勤めにくることはほとんどないので、広範囲から人を集めるために情報媒体を使う必要が出てきました。

廣田 どのような情報媒体を使われていましたか？

宇田川 まず新聞広告があります。デンタルフィルムよりも小さいぐらいの枠に求人を出し、問い合わせを待ちます。しかし、だんだん家庭で新聞を読まなくなっていると聞きます。現在では、歯科衛生士の新聞求人広告はマッチしていないと感じます。私自身の経験から、歯科衛生士、歯科助手の求人で最も反響があったのは、求人情報誌『とらばーゆ』（リクルート）です。現在では、webを中心に展開しているようですが、昔はどこの書店でも入口近くに置かれていて、影響力があったように思います。バブル期のころの『とらばーゆ』は、電話帳ぐらいの分厚さでしたね。

廣田 全国の書店に置いてある情報誌ですと、かなりの反響がありそうですね。

宇田川 はい。『とらばーゆ』を読む人は歯科関係者に限りませんから、さまざまな業界の人から問い合わせがありました。

たとえば、一部上場企業に勤めている人が見学に来たりすると、歯科の受付を大企業の受付の医療版程度の認識で来てしまうので、仕事ぶりを見てびっくりするわけです。こちらとしても、そうした人を受け入れる態勢が整っていません。大企業に勤めていた経験のある人たちが来てくれると本当に助かるので

すが、彼女たちが研修を積み上げてきたところのシステムと開業歯科医院では、ギャップが大きすぎるようです。求人情報誌の反響は大きく、すごくよい人たちが見学に来たり問い合わせがあったりしましたが、ほとんどが面接には至らなかったという点では失敗といえますね。

廣田 園延先生は求人について失敗談はございますか？

園延 当院は都内の駅近にあることもあり、比較的求人については恵まれていると思います。ただ、それでも人を採る必要に迫られたときに参加した「就活フェア」で失敗した経験があります。

廣田 どのような点で失敗でしたか？

園延 歯科衛生士の採用に行ったのに、歯科衛生士がいなかったのです。

丹野 私もそうしたイベントに参加したことがありますが、3人ぐらいしか歯科衛生士がいなかったのを見たことがあります。

黒飛 ブースを出すのに当然費用もかかっていますよね？

園延 はい。30万円ほど。あのときは"何やっているのだろう……"となりましたね。

黒飛 お金と労力を割いて、その結果では厳しいですね。

園延 スタッフにも休日出勤してもらい、資料やスピーチを用意していましたので、相当なエネルギーを遣いました。

長く勤めるスタッフとは

廣田 院長としては、長く勤めてくれる医院の「コア」になってくれるようなスタッフがほしいところですが、経験上どのように確保

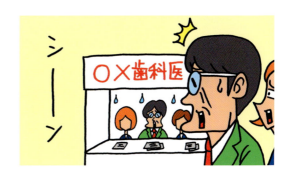

されてきましたか。

宇田川 長く勤めてくれるのは、新卒で入ったスタッフが圧倒的に多いですね。当院で一番長く勤めてくれている歯科衛生士は21年勤めていますが、彼女を筆頭にほとんどが新卒からのスタッフです。中途採用の募集をかけると見学者は来てくれますが、当院の滅菌の基準の高さなどをみると、「私には無理です……」と言って帰ってしまう方が多いですね。新卒はできないのが当たり前ですので、「一」から教えてあげています。一方、ある程度キャリアがある方だとプライドもあるので、「一」から教えるといっても素直に受け入れてくれないことが多いです。

園延 当院もコアになった歯科衛生士は新卒からが多いです。歯科衛生士学校の実習生を受け入れていることもあり、学校のなかでも優秀な人がたまたま採れるというケースがあります。新卒は染まっていないすばらしい人材で、能力の伸びもよいですね。

宇田川 実習生の受け入れというのはアドバンテージになりますね。当院は日本歯科大学の実習生を受け入れていて、その繋がりから採用し、長く勤めてくれるスタッフがいます。ただ、こういったケースは特殊で、一般論にならないかもしれません。いろいろな地方の

先生方と話をしますが、みんな「足りない」と言います。

歯科衛生士のいない歯科医院には

廣田 冒頭にお示しした資料から考えますと、歯科衛生士がいない歯科医院は相当多いと思われます。両先生は複数名雇っておられますが、初めから順調に集まったのでしょうか。

宇田川 歯科衛生士がゼロになったことはないですね。さきほどお話した21年勤続のスタッフがずっといますので。

　私が思うに、スタッフ採用に困っている歯科医院の問題はシンプルなんですよ。「歯科衛生士は歯科衛生士のいるところにしか来ない」。これが大原則なのです。いまの時代、自分がトップになってやろうという子はほとんどいません。

廣田 1人も歯科衛生士がいない医院は、敬遠されてしまうということですね。

宇田川 そういう医院はいくら募集をかけても難しいと思います。だから、歯科衛生士を入れるために、まずは誰か歯科衛生士をとりあえず入れなければならないのではないでしょうか。

園延 ある程度の好待遇を用意する必要もありそうですね。

宇田川 そう。次のスタッフが獲れるまで、とにかくいてくれという感じです。現実として、ゼロの状態から歯科衛生士を増やすのは至難です。

廣田 黒飛先生は、歯科衛生士がゼロの医院にどのようなアドバイスをしますか？

黒飛 宇田川先生がおっしゃるように、「先輩歯科衛生士がいないところでは働きたくない」という声を聞きますし、アルバイトしかいないため困っている歯科医院も非常に多いです。そこでアドバイスしているのは、フリーランスの歯科衛生士に巡回してもらう方法です。フリーランスの歯科衛生士に、午前中だけ患者さんをみていただき、残りの午後を歯科衛生士教育の時間に充ててもらうのです。

　たとえば、1日4万円でフリーランス歯科衛生士に来てもらったとしたら、その日の前半に4,000点分の患者をみてもらい、その日の後半は新人教育をしてもらう。彼女に払った報酬と上げた点数をプラマイゼロにして、残った時間を教育に使うイメージです。こうすれば、歯科衛生士ゼロ状態を回避しつつ、新人に質の高い教育を受けさせることができます。フリーランス歯科衛生士というと教育だけを行っていると考える院長も多いかもしれませんが、実際にそこの歯科医院に来て施術をするという雇用形態もあり得るので、こうしたアドバイスをしています。

丹野 私も歯科衛生士ゼロの医院の採用を去年お手伝いしました。黒飛先生がおっしゃったように、フリーランスの方をお金をかけて入れたり、出産のため退職された方に1日だけでも来てもらうように拝み倒すなどして、何とか急場を凌いでスタッフ確保に奔走しました。

宇田川 ここでは歯科衛生士の例を挙げましたが、勤務医についても同じことがいえますね。以前は著名な先生のところに勤めて1対1で指導を仰ぐというケースも珍しくなかったのですが、それは減少傾向にあります。

園延 滅私奉公といったかんじですね。

宇田川 いまは院長と1対1は勤務医にも嫌

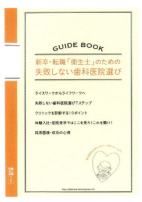
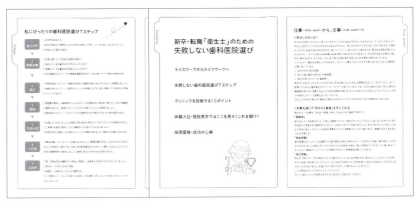

図❶ 園延先生編集の就活マニュアル

がられます。医局みたいなところでないと駄目みたいです。

廣田 そうすると、歯科医師1名、歯科衛生士1名、歯科助手兼受付1名といった、かつては一般的といわれた医院構成のところは厳しいという状況がみえてきますね。

園延 どうしても人が採れないのであれば、そこはある意味戦略的に、歯科衛生士を入れずにクリニックを運営する医院デザインを構築したほうが、逆に楽かもしれないですよね。

宇田川 専門に特化して、先生の力だけでやる考え方ですね。

丹野 地方のケースですが、求人を出してもあまりに応募がないときには、「過去に酷い辞め方をしたスタッフがいませんでしたか？」とお聞きすることがあります。とくに地方では悪い噂に要注意です。そこで、喧嘩別れのようなかたちであっても、スタッフが辞める際にはお花を用意し、「ありがとう」の言葉をかけるようにアドバイスしています。

自分のメディアをもつ

黒飛 現在、紙やwebなどさまざまな媒体で求人できますが、私からは院長の人格や考え方、医院の雰囲気をよりしっかりと伝えられるように、院長ご自身でメディアをもたれることを提案したいと思います。いまの時代、歯科衛生士、歯科助手はスマホで就職先を探しますので、求人用のスマホサイトを作るやり方は効果的です。実際に、私の顧客の小さな歯科医院でも結果に繋がった例があります。

とくにお勧めしたいのが求人動画です。動画というのは画像の単位時間当たりの5,000倍の情報量が伝わるといわれています。求人用のメッセージを院長やスタッフの言葉で伝えれば、医院の規模にかかわらず、自分たちのアピールポイントを伝えやすくなります。こうしたやり方は、ソリューションの1つになるのではないかと思います。

また、今後はInstagramといったSNSなどを求人と連動されるやり方が注目されると感じています。

園延 当院は歯科衛生士学校の実習生が来ている関係性を活かして、『就活マニュアル』という自作の冊子を配っています（**図1**）。失敗しない歯科医院選びや、歯科衛生士としてプロ意識をもつためには、ある程度こういうところを見たほうがいいよといった内容が

書いてあります。こういう飛び道具を作り、冊子の最後のページにちょっとだけ当院の紹介を載せさせてもらっています。これも自作のメディアの1つかもしれませんね。

廣田 実際これを使われて、効果のほどはいかがですか。

園延 いまのところ『就活マニュアル』を見て来ましたというダイレクトな声はないですが、実習生が来ているというチャンスを最大限に活かせているかなとは思います。見学に来てくれる方も多いですし。

廣田 動画にしても冊子にしても、自分たちを知ってもらうことにコストをかける必要がありそうですね。

採用の手順

廣田 宇田川先生は、どのような手順で採用を行っていますか？

宇田川 歯科衛生士だと、昔は見学、1次面接、2次面接というステップを踏んでいました。しかし、最近ではそれやっていると「他のところの内定をもらいました」と言って、2次面接までいかなくなる人が多いです。そのため、採用のプロセスでじっくり時間をかけられなくなったという気がします。以前だったら1次面接後に1週間ぐらい置いてから2次面接を行って採用を決めていました。

それでも勤務医の場合は、いまでも3次面接ぐらいまでやっています。3次面接ぐらいまでやって採用した人は、本当に長く続きます。逆に、時間がないので取りあえず採用した人は、やはり長く続かないと感じます。これはいつも思うのですが、価値観が一致していない人とは続かないのです。

当院の場合は、院長とスタッフの思いが同じ方向、同じベクトルを向いていますので、その一員になれるのか否かを見抜くのが、採用のポイントだと感じています。

廣田 面接にはそれぞれ院長が出席するのですか？

宇田川 歯科衛生士の場合は、1次面接を歯科衛生士が、2次面接を私が行います。1次面接で歯科衛生士たちが「この子を仲間に入れてよい」と思わないと、その子はなかでやっていけませんので、既存のスタッフとの面接は欠かせません。1次面接後に、当院の事務長が雇用に関する条件説明を行い、最後に2次面接を受けたいかどうか、希望アンケートを取ります。受けたいという希望者に限り、2次面接を行うかどうか判断しています。勤務医の場合は、基本的に最初から私がすべてかかわります。

廣田 園延先生はいかがですか？

園延 当院は新人採用の際に、試用期間として2ヵ月の短期雇用契約を結んでいます。2ヵ月で終了する雇用契約という設計は、「いったん医院に入って働いてみてもらわないとその人のことはわからない」という大枠の前提があります。

見学会に来てもらうときには、「○○さん

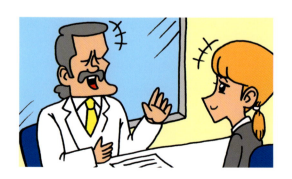

ようこそ！」といったウェルカムボードを用意し、その際に軽い面接も行います。面接には歯科衛生士にも出席してもらいます。事前のアンケートでは「当院のどんなところに興味をもちましたか？」、「見学会ではどこを見たいですか」、「歯科衛生士として興味がある分野は？」といったことを聞きます。その際にみているのは、自分が前向きかそうじゃないかといった自己評価の部分ですね。過剰にネガティブな人、メンタルが弱そうな子は危ないなと感じて注意します。

黒飛 2ヵ月の雇用契約を終了した後に本採用を見送るケースもあるのですか？

園延 過去にもそうしたことはありました。宇田川先生がおっしゃったように、何回も会えないから一発で決めなければならないという昨今の事情を考えると、「面接だけではわからない」という前提で採用を考える必要があると感じます。

黒飛 試用期間で見抜くイメージでしょうか？

園延 そうですね。採用については非常に慎重です。お金と時間をかけていても、気になることがあれば「採らない」という選択もします。悪い言い方になりますが、1人変な人が入ることの怖さがありますからね。組織が荒らされると言いますか……。

宇田川 変な人を1人入れてしまうと、そのために他の人のパフォーマンスまで下がってしまうことはよくあります。だったら、少ない人数で頑張ったほうがよくなるというのが往々にしてあります。例外もありますが、基本的に歯科医院というのは小さな職場ですからね。

スクリーニングテスト

廣田 採用に際して、適性検査CUBICなどのスクリーニングテストは必要でしょうか？

丹野 私がコンサルタントをしている医院では、弊社で使っているものと同じ採用試験を必ず行ってもらっています。採用した歯科助手が、電話応対もままならないというケースも過去にありました。

廣田 採用試験では、具体的にどういった設問があるのですか？

丹野 小学5年生程度の算数、消費税の計算、7割と3割負担の意味がわかるかの試験をしています。一般常識の試験では院長の名前をフルネームで答えることができるか、簡単な漢字テスト、アルファベットをAからZまで書けるかの試験をしています。

黒飛 採用に関して失敗されたという医院では、そういったスクリーニングテストを行っていないケースがほとんどですね。

"求人・採用" まとめ

廣田 さまざまなご意見をいただき、ありがとうございます。読者の先生方にもたいへん参考になると思います。歯科医院におけるスタッフの育成・定着の失敗は、求人・採用の失敗です。

歯科医院における求人・採用について、試行錯誤および創意工夫されてきた結果、仕組みを作り上げられた先生方のお話は、今後の歯科医院における求人・採用においてたいへんお役に立てるのではないでしょうか。

後編の「育成・定着」パートはP124から掲載！
ぜひご覧ください！

当院の育成・定着活動①

情報を共有し、信頼し合える医院を構築

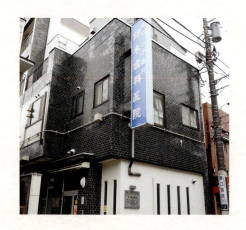

鈴木歯科医院

所在地：東京都中野区沼袋3-26-5
ユニット数：6台
スタッフ数：歯科医師3名、歯科衛生士5名、受付2名
平均患者数：50〜60名
診療時間：9時半〜18時。休診日は水・日・祝日。土曜日は月3回診療
HP：http://szkdc.jp/

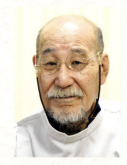

鈴木設矢
Setsuya SUZUKI

　筆者は40年ほど前、歯科衛生士2名と受付1名、ユニット3台で開業しました。開業当時、患者さんに「先生のところは姉妹が多いのですね」と言われたことが、いまでも忘れられません。当時は、家族でスタッフを構成していた歯科医院が多かったのでしょう。しかし、40年前と比べると時代背景は大きく移り変わっているようです。

歯科衛生士の高い離職率

　現在、歯科衛生士の離職率の高さが指摘されています。京都府歯科医師会の「京都府下における歯科医師実態調査報告」（平成22年度）によると、65％以上の歯科衛生士が平均1〜3年間勤務をしていると報告されています。逆に考えると、65％以上もの歯科衛生士が1〜3年間で退職をしていることになります。退職の理由は、結婚や出産が多いとされています。また、退職した歯科衛生士は、出産後にアルバイトもしくはパートとして勤務することが多いとも報告されています。

　平成28年度の厚生労働省の調査によると、歯科衛生士の就業者数は約12万3千人でした。30歳以上の歯科衛生士の多くが長く働いている一方で、25歳未満の歯科衛生士の就業率は11.3％でした（図1）。歯科医院経営の健全化には再雇用を念頭におき、25歳未満の歯科衛生士の心を捉えることです。

　同調査においても、歯科衛生士の退職理由として結婚と出産が最も多く、「院長との人間関係」、「勤務時間」、「スタッフ間の人間関係」と続きます。

　本来、結婚と出産はおめでたいことですが、希望を抱いて就職した医院を退職することは、

鈴木歯科医院

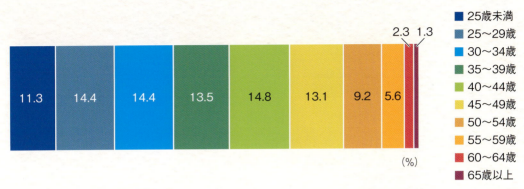

図❶　年齢階級別、就業歯科衛生士の割合（日本歯科新聞2017年7月25日より引用改変）

単純に退職するというだけではなく、希望を砕き、歯科衛生士としての人生を変えてしまいます。退職の問題は、当事者はもちろん院長先生も真剣に考えるべき問題です。

結婚と出産は喜ばしいこと

前述のとおり、歯科衛生士の退職理由は結婚と出産が最も多くなっています。歯科衛生士はほぼ女性のため、院長は結婚と出産のことを考えておくべきです。当院（東京・中野区）では、結婚あるいは出産をしたスタッフに対し、その年の年号が刻印されている大阪造幣局の桜の通り抜け「プルーフ貨幣セット」をプレゼントする習慣があります（図2）。当院には、結婚後、茨城から毎日通勤している歯科衛生士がいますし、出産を理由に退社したスタッフはいません。

しかし、産休、育休は仕事の分担に大きく影響をします。休暇を取得したスタッフの分、仕事を分担をしてもらわなければなりません。当院では、産休、育休中のスタッフの給料は、残ったスタッフに加算します。仕事量は多くなりますが、その分給料はアップされます。

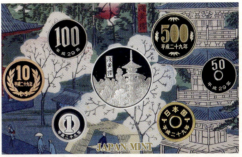

図❷　2017年度の「プルーフ貨幣セット」のデザインは鬱金桜（うこんざくら）。年号が入っており、とてもよい記念になる

院長とスタッフが良好な人間関係を構築するには

「院長との人間関係は、歯科医院共通の悩みといえる」と、京都府歯科医師会では問題提起をしています。歯科衛生士と良好な人間関係を構築するにあたっては、治療方針と治療の優先順位を統一することが重要です。同様の病態であっても処置方針がそのたびに変化してしまうと、歯科衛生士が準備する機材、治療の流れが異なってしまい、患者さんへの説明にも戸惑ってしまいます。

しかし、当院では、6台あるユニットのうち、5台を歯科衛生士が管理しています。ワゴンの内容や配置、手用器具などは、各歯科

当院の育成・定着活動①

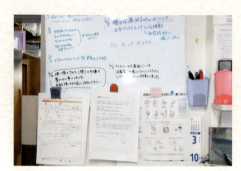

図❸　スタッフ間の院内掲示板

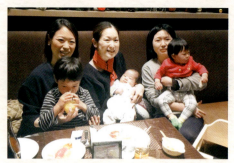

図❹　忘年会は育休中のスタッフも参加する

衛生士の好みに合わせたり、適合した製品を選択させています。

また、困ったことを相談する相手がいないことも問題です。解決方法としては、受付を含めた医院全体の意思疎通の場としてミーティングがあります。当院では、ユニットの入れ替えをはじめ、機材の購入に関しては、ミーティングで決定しています。治療器具を使用するのは歯科医師のみですが、メインテナンスにおいては、歯科衛生士もユニットを使用するからです。

ミーティングを行い、スタッフの意見を取り入れよう

ミーティングは週1回、朝に30分ほど行い、その内容をボードに表示します（図3）。有給休暇の取得などの個人の日程や伝達事項もボードに表示して、各個人の行動や医院の材料の購入は全員で共有するようにしています。

ミーティングで診療機材や設備の変更の依頼があれば、院長は依頼に即応すべきです。先日のミーティングでは、歯科衛生士から歯ブラシを単価の低いA社からB社に変更してほしいという依頼があり、その意見を取り入れました。

ほかにも、以前は受付でのカルテの保存法は社保、国保のカルテを名前順に並べる方式をとっていましたが、番号で表示する方式に変更してほしいと要望があり、これも変更しました。現在は、使いやすいレセコンの機種の変更が議題に挙がっています。

たかが弁当、されど弁当

残業もしくは拘束時間が非常に長いという職場でないかぎり、勤務時間は大きな退職理由にならないはずです。仕事にやりがいを感じられる職場であれば、多少勤務時間が長くなっても歯科衛生士のプロ意識で乗り切れることが多いためです。当院は、休診日のほか、正月休み、ゴールデンウィーク、お盆休みなどが約1週間で、これを除いた年間の労働日数は、210～215日です。特別な福利厚生はありません。過去には国内・海外旅行などを実施していましたが、スタッフから自分の行きたいところに行きたいという意見があり、現在は行っておりません。医院として実施しているのは、ホテルでのビュッフェスタイル形式の忘年会だけです（図4）。

また、週1回行われる全体会議では、昼食のお弁当を提供しています。会議費名目のた

鈴木歯科医院

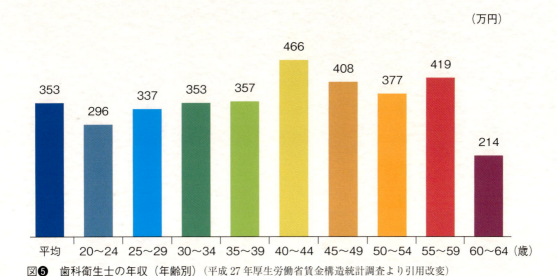

図❺　歯科衛生士の年収（年齢別）（平成27年厚生労働省賃金構造統計調査より引用改変）

め、昼食代はスタッフの実質給与には加算されません。たかが弁当と思っていましたが、スタッフからは「助かる」という声を聞きます。

収入の増減もスタッフと共有しよう

平成27年厚生労働省賃金構造統計調査によると、歯科衛生士の平均年収は353万円とされ、内訳は月額給与が257,700円×12、年間賞与は442,900円と報告されています（図5）。しかし、この金額はあくまでも歯科衛生士に対してのものであり、病院収入に対しての人件費の比率ではありません。

例として、当院に勤務する歯科衛生士と受付の年俸と総支給金額を表1に示します。勤務して20年の歯科衛生士Cを図5に照らし合わせると、とくに高賃金というわけではありません。

当院では保険診療収入、保険外収入、物販収入などはレセコンで管理しているため、すべての収支はオープンにしています。歯科衛生士も医院の収入は感覚的に理解しており、

表❶　当院に勤務する歯科衛生士と受付の年俸と総支給金額（歯科衛生士Eの年俸は産休のため減少）

役職	勤続年数	年俸
歯科衛生士A	25年	4,816,492円
歯科衛生士B	23年	4,852,779円
歯科衛生士C	20年	4,520,920円
歯科衛生士D	17年	4,629,727円
歯科衛生士E	17年	2,209,064円
受付F	20年	4,529,686円
受付G	16年	4,448,334円

収入の増減をともに意識しています。

国家資格ということを意識しよう

院長は歯科医師であり経営者でもあるため、当然歯科衛生士を雇うという人事構造になります。通常、「会社組織」と聞くと規模が大きいとイメージしがちですが、日本にある会社の8割強が従業員数10人未満です。多くは個人経営ではなく、会社組織にしています。規模だけでみると、ほとんどの歯科医院は一

般の会社経営と何ら変わりません。

　しかし、他の業種の会社と歯科医院はあきらかに異なる点があります。それは、従業員の有資格者率です。メインで働く歯科医師、歯科衛生士はともに国家資格の有資格者です。

　現在、歯科衛生士は圧倒的な売り手市場です。極端な話、今日歯科医院を辞職しても、即日面接をして翌日からまったく別の歯科医院で勤め始めることも十分に可能となっています。つまり、歯科衛生士は非常に「簡単に辞める」ことができる職種であることを経営者である院長は自覚すべきです。この問題の答えは簡単です。経営者である院長の立場を捨てればよいのです。

　歯科医師は歯科医師として国家資格範囲の業務をし、歯科衛生士も歯科衛生士としての国家資格範囲の業務に専念すればいいのです。それぞれがやるべき業務を重ねれば、仕事が天職に発展し、医院の増収に繋がります。

　歯科医師が歯科衛生士の国家資格範囲の業務をする必要はありません。天職になるはずの歯科衛生士としての可能性を奪うことになるからです。初めから「できる、できないか」を決めつけて、歯科医師が歯科衛生士に職務を指示していませんか？　その習慣が当たり前になれば、職務の指示を待つだけの歯科衛生士になってしまい、可能性を奪い取ることになります。歯科衛生士の希望に蓋をせず、やりたいことを伸ばしてあげましょう。歯科衛生士向けの月刊誌を購入し、受けてもらいたい講習があれば会費を医院が負担し、休日手当も給付しましょう。

　そして、歯科衛生士が医院経営について院長に直言できる環境を作るべきです。一方で、歯科技術は申し分ないが、話すのが得意ではない歯科衛生士もいます。人はそれぞれ個性があるため、院長は歯科衛生士の特性を理解して適材適所に配置すべきです。

　これからは、歯科衛生士を「雇う」という概念から、歯科衛生士を「共同経営者」にと考えを改めるべきです。歯科衛生士の業務によって医院の収入が得られると考えましょう。

衛生管理は労働時間の短縮に

　院内の衛生管理も大切な問題です。不衛生な医院では、自信をもった仕事はできません。同時にスタッフの雑務はできるだけ軽減すべきです。そのために、規格化されたトレーやコップ、ロビンソンブラシなどはディスポーザブルにしています。ミラー、ピンセット、超音波スケーラー、タービン、ハンドピースなども１日の使用分を一括して消毒・滅菌するようにし、労働時間の短縮を心がけます。

患者さんからの「ありがとう」

　現在、保険診療においては歯周管理や予防歯科に重点がおかれ、歯周処置に大きく携わる歯科衛生士は重要な立場にあります。また、多くの患者指導やセルフケアの項目についても歯科衛生士が実施しています。つまり、歯科衛生士の業務が増収に結びついています。

　歯科医師は、患者さんから治療が終了した後に「ありがとうございます」という言葉をかけられることに慣れています。しかし、当院では、歯科衛生士が患者さんから「ありがとうございます」という言葉をいただける業務を心がけさせています。歯科衛生士にとってもこの言葉は嬉しいはずです。

鈴木歯科医院

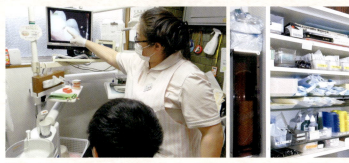
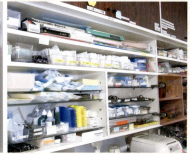

図❻　画像を使用してう蝕を示して、処置の内容を処置前に説明。棚に置く医療器具や薬剤は、歯科衛生士が取り出しやすいように自分たちで工夫をしている

では、どうすれば「ありがとうございます」という言葉をいただけるのでしょうか。治療計画に基づき処置を行うため、当日の治療内容・方法および病態を歯科衛生士が口腔写真などを用いて説明します。また、処置に必要な医療器具を事前に準備します（図６）。この際、「自分が患者さんだったらどうしてくれたら嬉しいのかな？」と思う気持ちで患者さんに接し、説明、処置をすればよいのです。

院内での意思の共有

次回の治療内容やおおよその治療時間をカルテに記載すれば、内容に応じた治療時間を受付が予約に設定できます。治療時間が設定されていれば残業は生じません。アレルギーや特殊な疾患のある患者さん、メンタル的に問題のある患者さんは、カルテに略語で記載します。歯科医師、歯科衛生士、受付の間でカルテを通して情報を共有すれば、業務が捗り、スタッフの心の負担にはなりません。

受付と患者さんとのスムーズな対話も大切な問題です。院内のトラブルをいかに減少させるか、いかに向上させるかを常に話し合うことのできる環境を構築しましょう。

負けに不思議な負けなし

肥前平戸藩主・松浦静山は、「勝ちに不思議な勝ちあり、負けに不思議な負けなし」という言葉を残しています。いつの間にか20年勤めているという不思議。昔、スタッフから「今日は私の誕生日で、私の人生の半分はこの病院に勤めている」と言われて、唖然としたことがありました。スタッフが変わらないことが結果的に、医院と患者さんとの信頼関係を高めています。

従業員が退社をする。経営者にとっては負けといえます。退社をするならば、なぜ退社をするかの理由があるはずです。誇りをもって仕事をしているスタッフは、院長や他のスタッフの思いやりや心配りに満たされているはずです。不満の蓄積が負けの要因です。どこに要因があるのかを考えましょう。

安倍晋三首相は「築城３年、落城１日」という言葉を多用しています。経営者としての院長は、日常のつまらない一言でスタッフに対して重大な心の傷を被らせている可能性があります。院長は、患者さんやスタッフに優しい言葉をもって対話すべきです。

当院の育成・定着活動②

チームひろいし！
監督とキャプテンを
中心に医院を創る

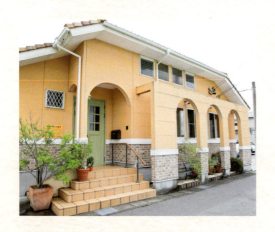

ひろいし歯科クリニック

所在地：愛知県あま市七宝町鷹居3丁目8-1
ユニット数：4台
スタッフ数：歯科医師4名、歯科衛生士2名、歯科助手2名
1日平均患者数：55〜60名
診療時間：9時半〜20時　休診日は木・日・祝日
HP：http://www.hiroishi-shika.jp/

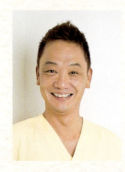

廣石丈人
Takehito HIROISHI

　当クリニックは開院12年目になります。開院前より、とくに重要視していたのがクリニックチーム作りです。
　まず大切なこととして、クリニックは一人では成り立たないということを忘れてはなりません。医院に携わるスタッフ全員で一つのクリニックチームです。どのポジションが欠けてもよいチームは成り立ちません。そこで大事になってくるのが人材育成です。

頼れるキャプテンの育成

　最初に私が行ったことは、クリニックチーム内でのキャプテンとして、歯科衛生士、歯科助手から各1名ずつ、計2名をチームのキャプテンとして育成します。キャプテンを誰に指名するかが、今後のクリニックを左右します。
　各キャプテンには、院長である私の想い、そしてクリニックへの想いをしっかりと伝え、理解してもらいます（図1）。そして反対に、各キャプテンの想い、クリニックへの想いなどを聞き、しっかりと個人ミーティングを重ね、時間を掛けてお互いに理解し合い、クリニックの方針を私だけの想いだけではなく、キャプテンの想いも取り入れながら構築し、それぞれが信頼し合える関係性を築き上げてきました。
　たとえば、知識を共有できる歯科関連セミナーなどには、可能な限り歯科衛生士、歯科助手とともに参加するようにしています。このともに学び、ともに行動する時間は、お互いをさらに理解するためにも非常に重要です。また、一つの学びの目標に向かってともに進むことで、互いのクリニックに対する考え方

ひろいし歯科クリニック

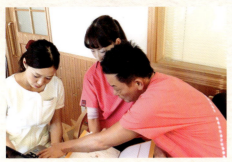

図❶ 毎日、時間を作り、キャプテンと互いの想いのキャッチボールを行う

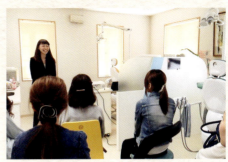

図❷ キャプテンを中心に、スタッフのみで作り上げるミーティング

も理解がより深まります。

　キャプテンを育成するにあたっては、何度かつまずくことがありました。たとえば、キャプテンに常に私の考えを伝えた"つもり"でいたことです。「伝えたつもりが伝わっていなかった」、または「中途半端な状態で伝わっていた」などです。育成途中にこの状態に気づくことができれば問題はないのですが、時間が経過すればするほど、積み重ねてきた信頼関係が崩れやすくなってしまいます。

　筆者はどんな状況下であっても、キャプテンとは毎日話をして、しっかりと意思の疎通を図ることを心掛けるようにしました。そして、この時間の積み重ねにより、私とキャプテン2人とのクリニックに対する想いや考え方が、ズレることなく一致するようになりました。

　まさに三位一体。しっかりとした強力な土台が築かれました。キャプテンを育成できれば、院長が不在であったとしても、キャプテンにすべてを任せておけます。私以外の勤務医もキャプテンがいることで、しっかりと治療に専念できます。

歯科医師、歯科衛生士、歯科助手 三位一体のミーティング

　キャプテン育成後は、歯科医師、歯科衛生士、歯科助手が三位一体となり、クリニックチームの育成をスタートさせます。

　クリニックチーム育成にあたり、絶対に必要なのがスタッフ全体のミーティングです（図2）。日々、ミーティング時間はなかなか取れないと思いますが、毎日10分程度のミーティングを行い、1ヵ月に1～2回は、しっかりと時間を掛けたミーティングを行ったほうがよいでしょう。

　筆者は、ミーティング時にスタッフ全員に伝えていることがあります。「いまいるスタッフみんながあってのクリニック」ということです。誰か一人でもいなかったらクリニックチームは成り立たない、それぞれがしっかりと自分のポジションを守り、みんながいるからこそクリニックが成り立っていること、だからこそスタッフ全員が大事であり、クリニックに来てくれたことへの感謝の想いをいつも必ず伝えています。育成、定着にあたっ

当院の育成・定着活動②

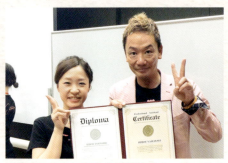

図❸　スタッフ各自の目標達成を、チームで共有

ては、スタッフに常に感謝をする気持ちが一番大切だと感じています。

しかし、ミーティングにおいて失敗したこともありました。ミーティングを始めた当初、私中心で行ってしまったことです。筆者ばかり考え、想いをスタッフに話し、独りよがりなクリニック環境を作ろうとしてしまいました。これではスタッフとのキャッチボールができていないですよね。私ばかりがボールを投げ、スタッフはキャッチするばかりですから、意思の疎通ができず、信頼関係は構築されるはずがありません。

現在では、筆者が参加しない場合でも、キャプテンを中心とした全体ミーティングを開催でき、クリニックとしての目標、達成度について話し合うことができます。スタッフ全員での意見交換、各スタッフの次なる目標設定や達成度の確認などを行います。

また、キャプテンにはスタッフの仕事や私生活での悩みも聞いてもらっています。キャプテンが、クリニック、スタッフをともにプラスへ導けるように解決することで、気持ちよく働ける環境をスタッフみんなで作ってい

くんだという想いが生まれ、チーム一丸となって努力します。これが定着に繋がっていると思います。

医院にかかわるすべての人たちに……

当クリニックでは、一年を通じてたくさんのイベントがあります。チーム全体での学習はもちろん、祝ったり、楽しんだりとさまざまなことをしています。

チームでの学習で大切にしていることは、チーム全員が同じ気持ちでスタートラインに立つことです（図3）。個々の学びは非常に大切ですが、一人だけ盛り上がって、チーム全体がその気持ちについていけないときがあります。外部から講師の先生に来ていただいて、治療に関すること、患者対応、マネジメントなどクリニック全体に関することを勉強したり、他院への院内見学など、クリニック外の新鮮な空気を吸うことが、新たな気づきに必要です。スタッフ全員での学習は、外部講師や外で得た"気づき"をチームに落とし込み、よりよいチーム作りをすることを目的としています。

また、「祝い」も重要です。個々の目標が達成されたときや記念日などには、必ずチーム全員で色紙にメッセージを添えて手渡します。言葉を形あるもので伝えることが非常に重要です（図4）。

もちろんこのイベントはスタッフだけではなく、時にはスタッフの家族も参加します。スタッフが気持ちよく働ける環境作りは、スタッフのみならず各々の家族の助けがあってのことです。スタッフの家族が「一体どんな職場なんだろうか？」と心配、不安になられ

ひろいし歯科クリニック

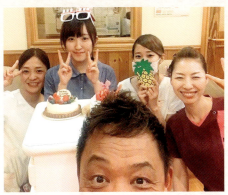

図❹ スタッフ各自の目標を達成したときや誕生日などの記念日には、必ずチームでお祝いをする

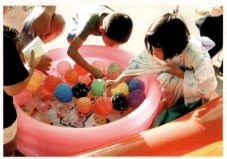

図❺ どんなクリニックか知っていただくため、スタッフの家族にもイベントに参加していただく

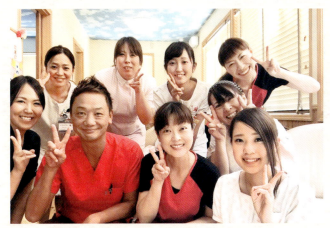

図❻ ミーティングやイベントは、チームワークを高める一助となっている

るのは当然のことだと思います。そんな家族にイベントに参加していただき、クリニックの雰囲気や院長である筆者のこと、そして同僚などを知っていただくことで、家族も安心してスタッフが仕事をするうえでの協力をしていただけます（図5）。

イベントはスタッフが学んだり楽しんだりする目的とともに、家族への信頼やサポートを得る場でもあります。また、スタッフが定着する一つの理由でもあると思っています。

「やらせる」ではなく「やりたい」に

どんなことにも言えますが、土台に信頼関係がきちんとあることにより、やらされる環境ではなく、自分たちでやりたいと自発的になる環境が成り立ちます。これにより各自のポジションが確立され、スタッフ一人ひとりがクリニックにとって大切なんだと自覚してくれます。これが育成・定着に繋がっていると思います（図6）。

当院の育成・定着活動③

「早く出勤したい!」と思える組織風土を目指して

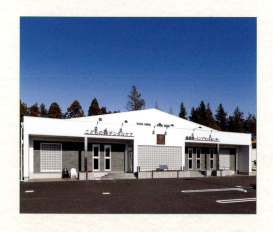

なかい歯科クリニック

所在地：茨城県猿島郡境町上小橋564-5
ユニット数：9台
スタッフ数：歯科医師6名、歯科衛生士7名、受付2名
平均患者数：120〜140名
診療時間：9〜19時　休診日は木・日曜日
HP：http://nakai-shika.jp/

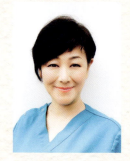

中井巳智代
Michiyo NAKAI

こんなはずではなかった……

　スタッフの採用、育成について壁にぶつかっていたころ、幾度、心のなかでこの言葉をつぶやいたことでしょう。「コミュニケーション能力が足りない」、「仕事の覚えが遅い」、「協調性に欠ける」などなど……。その要因がスタッフ側にあるかのように決めつけ、イライラを重ねていた自分がいました。当院のビジョン、求める人材モデルも曖昧としたなかで面接を行い、「こんなはずではなかった採用」をしていたとは気づかずに……。

　採用されたスタッフとしても、迷惑な話だったかもしれません。現在は、これらの「反省」を糧に、採用のミスマッチが起こらないよう、面接の際に「当院のビジョン・治療方針」と「医院が、院長が大切にしていること」を既存のスタッフが段階的に伝え、最終的に院長が裁量し、採用・不採用を決定することを徹底しました。

　当院には、絶対に曲げられない方針として、「仲間を大切にし、チームワークを乱さない」、「常に学び続ける」というのがあります。歯科医療はチームワークによって成り立つということと、医療を司る立場として学び続けることを新しく加わるメンバーが理解し、それに賛同できるかどうかを必ず確認しています。

　この方針を面接で伝える際、「本気」で（ここがポイントで、この本気さに引く面接者もいます）より具体的な言葉で話すようにしています。たとえば、「院長は仕事の失敗に対して、注意はしますが絶対に怒りません。でも、仲間に不快な思いをさせたり、チームワークを乱す行為は断固として許しません」、「当

なかい歯科クリニック

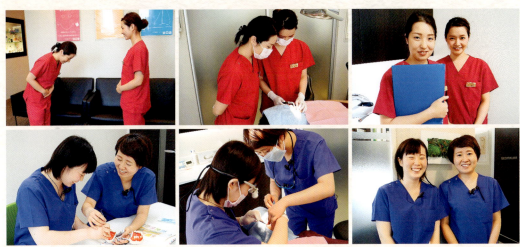

図❶　新人には先輩がメンターとしてつき、業務はもちろん、院内ルールやマナーなどを教育する。教育以外にも精神的なフォローも行う

院のスタッフは全員、学ぶこと、新しいスキルを手に入れることが大好きです」、さらに「ずっと働き続ける職場を決めるのですから、他の医院さんのお話もよく聞き、できれば見学もさせていただき、よく考えてからまたいらしてくださいね」と伝えています。

以上のことを面接時に伝えるようにしたところ、ミスマッチは極端に少なくなりました。当院のビジョンやコンセプト、そして仲間とともに目指す目標に賛同してくれる「よい人材」が集まってくれるようになりました。お互いが不幸になる「こんなはずではなかった採用」がなくなりました。

職域ごとのメンター制度

手に入れた大切な「人材」を「人財」へと育てるために、採用後のオリエンテーションや教育の過程では、職域ごとの「メンター制」を導入し、安心して学べる環境を提供しています。歯科衛生士、歯科助手、受付、それぞれの職種ごとに先輩が一人つき、職場環境に早くなじめるようフォローすることから始めます（図1）。診療のシステムや医院のルール、社会人として身につけたいマナー、患者さんへの対応、そして各業務での基本的なことからアドバンス的な内容までを院内の教育カリキュラムに則り、約半年かけて教育していきます。

もし、新人スタッフが何かの壁にぶつかったときや迷い・不安に襲われたときには、メンターは精神的なフォローやプライベートな相談役も引き受けます。もちろん、教えるほう、教わるほうの相性を見極め、マッチングさせるのは院長の役目です。

ある歯科衛生士学校主催の就職説明会にて、筆者の「就職をする際に、一番に考えることは何ですか？」との問いに、学生さんたちから「ちゃんと仕事を教えてもらえるのか不安です」、「人間関係が不安です」、「医院に研修制度はあるのですか？」という返答がとても

多かったことを覚えています。これに対し、「まったく……。仕事は教えてもらうものではなく、先輩の仕事を盗んで自ら覚えるものよ！」、「いまの若い人ときたら……」などと思ってはいけないのです。

「いまどきの若い人」でなくとも、新しい環境に身を置くこと、新しい仕事に携わることに不安がない人などいるでしょうか？「いまどきのおばちゃん」だって、新しい職場に行けば同じことを感じているはずだと思います。どんな些細なことでも気軽に相談でき、不安や悩みに寄り添ってくれる存在が近くにいることは、それだけで「よし、頑張れる！」という気になるものです。そして、直に小さな目標が芽生え、それが少しずつ膨らんで、最終的には大きな夢となり、自己実現に向かって歩める社会人へと育っていくのではないかと思います。

その姿は、先輩スタッフたちが忘れかけていた大切な何かを思い出させ、新鮮でキラキラと眩しい存在となり、また澄んだ新しい風を院内に吹かせてくれるのです。教えられる側のみならず、教える側も「自戒」と「自覚」、そして「さらなる向上心」を再認識し、スキルアップに努めることとなります。

先輩、後輩、お互いが成長でき、また医院にとってかけがえのない存在が増えるという、採用のたびによい循環が起こる嬉しい現象が生まれています。

モチベーションを維持し続けるために

夢や希望を胸いっぱいに抱いて仕事を始めた新人たちも、基本的な業務をひととおり覚え、環境にも慣れ始めた２、３年目になるこ

ろには、日々の業務に忙殺され、ふと目標を見失いがちになります。その反面、「本当は、自分は何をやりたいのだろう？」と自問自答し始め、さらに「隣の芝生が青く見える」ようになるのもこの時期です。

一方、ベテランスタッフは、２、３年目のスタッフとは逆に、心地よい環境に肩までつかり、「自己改革」を怠るようになることがあります。当院では、それを極力なくすための目標設定を、できるだけ「短期目標」として掲げるようにしています。筆者自身、はるか先の目標のためにコツコツ努力するなどということが苦手な性格でしたし、馬の鼻先の人参ではありませんが、目に見えて届きそうな目標であれば、何とか頑張れる状態を保ちながら努力できると思います。モチベーションを維持し続けるための目標設定は、「決して無理のない、ちょっぴりハードルの高いもの」、「期限内にできそうなもの」がいいような気がするのです。

そこで当院では、あの日本ハムファイターズの大谷翔平選手に倣い「目標設定シート」を作り、言語化したものを常に見える場所に貼り出して（可視化）、今週中、今月中に何をすべきかをいつも意識できるようにしています（図２）。この目標設定シートのルールは、
①できそうなことを書く
②より具体的で数値化した目標にする
③必ず毎日見る
の３つです。

そして、毎月の小さな目標を積み重ね、年度末には年間目標が達成できることを目指していきます。もちろん、これは個人のモチベーション維持のためだけではなく、院内業務の

なかい歯科クリニック

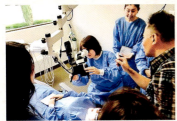

図❷　目標設定シートを全スタッフで共有

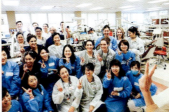
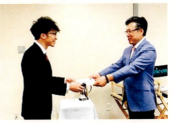

図❸　歯科衛生士や歯科技工士が積極的に海外研修などに参加し、学んできたことを院内でシェアする

できていること、できていないことを確認できる大切な覚書であるのと同時に、年度末のスタッフの「評価」にも繋がります。また、一人ひとりの目標をスタッフ全員で共有できるので、頑張れた人、そうでなかった人をお互いが評価し合うことができます。当院では、投票箱を設けてスタッフ全員に投票してもらい、その年のMVPを決定します。MVPの発表は忘年会で最も盛り上がる瞬間です。

学びを共有し、互いに前進

それぞれのスタッフが「学び」を続ける環境も整備するようにしています（図3）。国内外、とくに海外での長期研修への積極的な参加も、研修後に必ず院内でアウトプットすることを約束に応援しています。それぞれが得た知識やスキルをシェアし合うことは、それだけで値千金であると皆が理解しているため、それぞれがうまくフォローし合い、アポイントや業務の調整を行います。

また、院内での研修についても、自分たちの思うようなレベルに達していない部分を補うため、そして新しいジャンルの学びを得たいと感じたときには講師を招き、ブラッシュアップを図ります。

診療時間を割いて学びの時間を設けることで、それぞれが医療とは「ただ作業を行うこと」ではないことを理解し、自ら進んで学び・向上する自発性、主体性のもとに、高いスキルを身につける自覚をもつことを促します。また、責任をもって技術やサービスを提供しなければならないことを、とくに経験の浅いスタッフには認識してもらえる機会になると思っています。当院では、失敗を恐れず、自分で考え、新しいこと、難しいことにチャレンジする風土を目指しています。

さらに、毎年の年度末には、院内症例発表会を開催しています（図4）。全員がその年の業務の集大成として一つのテーマを発表し、時には他院と合同で行います。職域の違うス

当院の育成・定着活動③

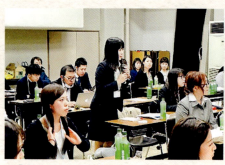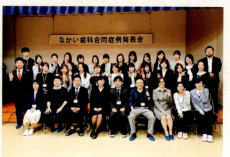

図❹　全員がプレゼンする症例発表会。時には他院と合同で学びを共有する

表❶　一般的によくいわれる男性脳、女性脳の特徴

男性脳	女性脳
問題解決型	感情共感型
シングルタスク	マルチタスク
リスクやスリルに惹かれる	安定型

タッフ同士が、「あ、○○さんはこんな視点で1年間仕事を頑張ってきたんだ」と互いを評価し、刺激し合える大切な時間です。その年のアワードも決定し、全員で称賛します。また、他院の取り組みや症例から新たな気づきや目標が生まれることもあり、新年度のよいスタートを切るためのモチベーションの向上に繋がっていると感じます。

「早く出勤したい！」と思える組織風土を目指して

女性が多いといわれる歯科医院の組織において、私自身が女性の視点でワークバランスを考えるように心がけています。よく「男性脳」と「女性脳」と2つに分けられると聞きます（表1）。もちろん、これはすべての人に当てはまりませんが、ある程度は性差を意識し、それを活かすことで仕事のモチベーションに繋がればよいと思っています。

たとえば、ある程度のリスクを覚悟しても大きなプロジェクトの成功を目指すとされる男性には、少し難題と思われるハードルの高い仕事を任せたり、家庭やコミュニティのなかで穏やかな人生を過ごすことや人との協調、和を重んじるとされる女性には、家族との充実の時間を与えるなど、グループごとにひとつの課題に取り組んでもらったりしています。

仕事を頑張っているからこそ得られる、「それぞれの価値観のなかでの喜び」を感じてもらえるよう、筆者自身も努力しています。そして、「オンもオフも楽しい人生！」をモットーに、よい仕事のためのリフレッシュを大切にしています。

また、開業以来、毎年「スタッフ研修旅行」を開催しています（図5）。国内外のさまざまな場所での体験を通して、チームとしての在り方や人としての社会性、いろいろな価値観の共有など、医療者として、また人として豊かな人財として育っていってくれることを目的としています。

なかい歯科クリニック

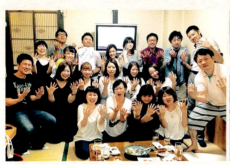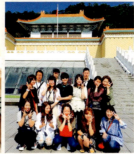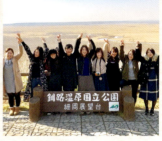

図❺ 開業以来22年欠かさず続くスタッフ研修旅行を含め、オフも全員で全力で楽しむ！

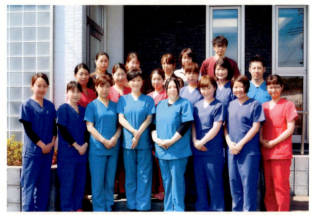

図❻ 家族のような関係を築き、それぞれが高めあっている

信頼・愛情の基に医院を築く

　組織は異なった価値観をもつ人たちの集まりです。それぞれに、違った人生観があり、それぞれの家庭があります。一定の規律のうえで、各々が安心して自由にさまざまなことに取り組める環境づくりは、まさに家庭を築き、子どもを育てることとよく似ていると思います。自分の足で立って歩くこと、自分の考えで行動することを見守るのは、手を貸したくとも時に親としての忍耐が必要であったことを思い出します。

　大げさかもしれませんが、スタッフとともに医院を運営し、活性化させるという過程での互いの関係性は「院長主導」、「スタッフ主導」、「互いのコミュニケーションの確立」などという枠を超えた、どこか家族の繋がりにも似た「信頼」と「愛情」に裏打ちされたものでなければ、継続性はないのではないかと感じています（図❻）。

　外で何かトラブルに遭ったとき「早く家に帰って家族の顔を見たい」と思うのと同じように、何か嫌なことがあっても、朝起きたときには「早く職場に行って、みんなの顔が見たいな！」と思えるような組織風土を、今後も目指していきたいと思っています。

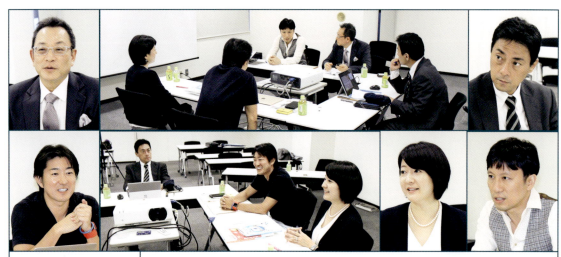

別冊座談会【後編】"育成・定着"
いかにして育てれば、スタッフは定着するのか

やっとの思いでスタッフを採用できたとしても、定着しなくては意味がない。求人・採用の達成は、育成・定着のスタートラインに立つことである。本座談会では、いかにして優秀な人材を育成し、定着させるのか、そのノウハウについてディスカッションを行っていただいた。（編集部）

宇田川宏孝 *Hirotaka UDAGAWA*
医療法人社団
スマイルプラス
宇田川歯科医院

園延昌志 *Masashi SONOBE*
オーラルビューティー
クリニック

丹野祐子 *Yuko TANNO*
㈱グランジュテ

黒飛一志 *Kazushi KUROTOBI*
㈱デントランス

廣田祥司 *Shoji HIROTA*
㈱GENOVA
（司会進行）

マインドセット

廣田 前編の「求人・採用」に引き続き、よろしくお願いします。後編のテーマは「育成・定着」です。まず育成の部分についておうかがいします。

園延先生はどのような育成活動をなさっていますか？

園延 育成で教えていることは、主に3つにグループ分けできます。歯科衛生士の場合ですと、歯科衛生士の技術的な部分であるいわゆる「歯科衛生士スキル」、そして「コミュニケーション能力」、あとは考え方である「マインドセット」ですね。

「求人・採用」の話のなかで、長く勤めるスタッフは新卒採用が圧倒的に多いといいましたが、それは新卒のまっさらな状態にしっかりとマインドセットしていることが要因の1つではないかと思います。医院の考え方や医療に対する基本的な考え方をしっかり身につけていれば、あとは自分でスキルアップしようとしますし、スタッフ同士で学び合う文化もスムーズに構築されると感じます。

宇田川 当院でも新人スタッフの最初の1ヵ月間は育成期間と位置づけています。休診日である木曜日に、ビデオ教材などを使いながらマインドセットを行います。医療とはどういうものなのかをOJTを交えながら学んでもらったり、医院のシステムについても「一」から理解してもらいます。歯科衛生士の例でいうと、医療とは何かを教える前に、社会とは、社会人とはどういうものなのかを教えないといけません。たとえば、「遅刻してはいけません」というところから教えます。

園延 マインドセットの育成として、「うちではこういう理念でやっていて、こうした考え方で仕事に取り組んでほしい」、「このようなカルチャーを守ってほしい」ということを2時間ぐらいかけて伝えます。その後、1年間スティーブン・R・コヴィー著『7つの習慣』（キングベアー出版）を課題図書として読んでもらいます。当院には『7つの習慣』教育担当スタッフがいるので、そのスタッフが1年かけて『7つの習慣』を新人にたたき込みます。ある程度『7つの習慣』のベースができると、スタッフとのコミュニケーションに「共通言語」ができます。『7つの習慣』を引き合いに出して、「主体性が発揮できて

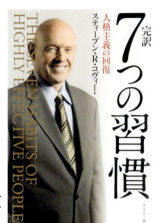

『完訳 7つの習慣 人格主義の回復』（キングベアー出版）

いないね」、「理解してから理解されるだったよね」などと、スタッフへの指示出し、要望がスムーズになります。

丹野 共通言語作りは大切ですよね。ただ、それを作り上げるまでには時間も労力も相当かかることを覚悟する必要がありますよね。

園延 たしかに簡単ではありません。ただ、開業当初、当院がユニット3台、スタッフ2名だったころは、月に1回診療を割いて、『7つの習慣』のための時間を確保しました。規模の問題ではなく、そこに時間を使うかどうか、院長の意識の問題だと思います。

育成カリキュラムと評価方法

廣田 宇田川先生の医院では、どのようにスタッフの育成を進めていますか。

宇田川 先ほどお話したマインドセットに続いて、職種ごとにカリキュラムに沿ってトレーニングをおよそ3ヵ月間行います。そして、本人と私と教育係の三者面談を行い、さまざまな面のチェックと評価を行います。

評価に客観性を入れることはすごく大事だ

と感じます。三者でやることによって客観的な評価をもたせると、それが悪い評価であっても本人は納得します。こうした点が育成には重要だと思います。

廣田 カリキュラムは、どのくらいの期間用意されているのですか？

宇田川 2年目までのカリキュラムをすべて作ってあります。カリキュラムが進むなかで、ステージが上がるときは、「これでいいのかな？」と悩む傾向がよくみられます。新人がスランプに陥るのもこうした時期です。そのときにフォローを忘れないことも育成のポイントだと思います。

また、最近ではカリキュラムにキャリアパスをくっつけています。キャリアパスを示すことで、この医院で働き続けることで広がる展望をみせるのです。パスとは「道」のことで、院長はまさしくスタッフに道を示す存在でなければならないのです。

育成のシステム化

廣田 一般企業でも、規模の大小にかかわらず、スタッフの育成のシステム化を進めてい

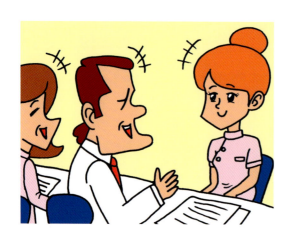

る企業はあります。翻って歯科業界ではそういったシステム化が進んでいないと感じますが、いかがでしょうか。

黒飛 日本経済や歯科業界が活況だったころは、人材が労働市場に溢れていましたから、採用したスタッフが伸びなかったら辞めさせて新しく雇い直せばよいという意識があったように思います。「ダメだったら次」と考えて、教育の手間を惜しんでいたように思います。

宇田川 歯科は職人かたぎ的な風土が根強いですよね。院長と技術者、経営者と技術者が一致しているというのは普通の会社ではありませんが、基本的に兼任している。そこが一致していると、どうしても親方的なところが出てきてしまうので、そうすると体系的に教えずに、現場で教える形になってしまいます。

園延 システムを作り上げても、育成が人に依存したものにならざるを得ないのも難しいところです。当院で教育に失敗してしまった事例として、教える側、メンターの教え方が問題があるということがありました。退職するスタッフに理由を聞くと、メンターのダメ出しが多くて教え方がキツいとのことでした。

丹野 その教育係の処遇も悩ましいですね。残すのか、辞めてもらうのか。

園延 そうですね。「君、ダメ出し多いぞ」と、今度は私がダメ出しする構図になってもうまくいきませんしね。

丹野 「もうちょっとやさしく教えてほしい」と話して軌道修正してくれる人ならよいのですが、すぐに直るものでもないですよね。

園延 個人的な感覚になりますが、自分にコンプレックスがある人に教育をやらせると、ダメ出しがキツいかなと感じます。教育係を

誰にするかの見極めは、院長にとって大きなポイントだと思います。

黒飛 小規模な医院ですと、教育に人員を割けない、教える人がいないこともあります。そのときはどうしますか？

丹野 ありますね。そうした医院は全国に。

廣田 多いですね。

丹野 そういうケースでは、院長が教えている医院もありますが、フリーランス歯科衛生士などの外部講師に頼るのが一般的かもしれません。

園延 歯科衛生士の指導であれば、フリーランス歯科衛生士にお願いするほうがよいでしょうね。

宇田川 歯科衛生士の実習では、よく被験者になりますよ。

黒飛 先生ご自身が？

宇田川 はい。実験台ですね。若い子にやらせるのは怖いですが、私が合格を出すと彼女たちはすごく自信をもちますので。

黒飛 いま、エイチ・エムズコレクションの濱田真理子さんと、予防歯科の仕組みづくりのコンサルティングを全国の歯科医院でやらせていただいています。2人で医院を訪れて、最初は私が被験者役として受講者の施術を受けます。そこで気づいたことをすべて伝えて、濱田さんが改善案を呈示します。全5回コースのうち4回はそうした訓練を繰り返して、最後の1回はテストです。被験者をやるとさまざまな気づきがありますので、宇田川先生のように院長自らが被験者をやることには意義があると思います。

宇田川 教育環境の整備は、スタッフを大切にする土壌・風土に繋がります。黒飛先生が

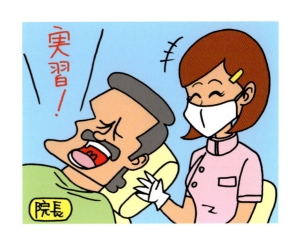

さきほど話されたように、「ダメだったら次」、新しいスタッフはいくらでも来るという時代はとうの昔に終わりました。いまいるスタッフをいかに活かすかがより重要になってきています。

廣田 間違いなくその流れですね。

宇田川 育成に関するすべての根本には「このスタッフに伸びてほしい」というベースがあります。このスタッフをいじめるためにシステム化をしているわけではない。早くうまくなって、よい歯科衛生士になって、医院に貢献してほしいというのが院長の本音なのです。ただ、人を教えるというのは、すごくエネルギーが必要なので、このスタッフが伸びるのかどうかを厳しく見極めることも、経営者の仕事なのかなと思います。

スタッフが定着するために

廣田 スタッフの定着についてお話をうかがいたいと思います。宇田川先生の医院には、21年勤めているスタッフがいらっしゃると「求人・採用」のパートで話されていましたが、

それだけ長くいてくれると、先生の思いをすべて理解してくれていてよいでしょうね。

宇田川 長く勤めている人が何人もいるのは、組織としてすごく力強いですよね。安心感があります。

廣田 定着に関して、失敗や試行錯誤はなかったのでしょうか。

宇田川 もちろん失敗した経験はあります。失敗してきたのは、若いときに院長主導型の医院にしていたことです。小さい医院ではこの院長主導になりがちです。3台のユニットを院長とスタッフ2人で回している医院ですと、院長が主導しないで誰が主導するのということになります。

ただ、スタッフの定着を考えるならば、スタッフにやりがいを与えるためにも、スタッフ主導型にしなければいけないと思います。

廣田 院長主導、スタッフ主導について、もう少し教えてください。

宇田川 私はよく新人のスタッフに、「いつまでお客さんのつもりでいるのか」ということを言います。そろそろお客さんじゃなくて、医院を「自分の家」にしないといけないということです。医院が自分の家になった途端に、「では患者さんのためにこういうふうなことをしようかな」、「患者さんが来るときに小さなカードを置いておこうかな」と、意識が変わるわけです。お客さんの間は「される側」なので、そういう発想がまったく湧いてこない。そこで、早く医院の「ファミリー」になってくださいと伝えるのです。新人でも理解できるように、スタッフ主導の意識にもっていくことがまずは必要です。

その後、スタッフの数が増えてきたら、組織の幹部育成を進めます。幹部育成に関しては、毎週金曜日の診療時間を削って幹部ミーティングを行います。これには私は出席しません。私が出るとスタッフ主導でなくなってしまいますし、説教じみてしまいます。その代わり、メインの幹部にだけ事前に「これとこれについて話しておいて」と大枠の方向性だけ伝えます。幹部同士が話し合い、決定し、幹部を通してスタッフ全体に周知します。

廣田 徹底したスタッフ主導ということですね。園延先生はいかがでしょうか。

園延 23～24歳で入職した歯科衛生士ですと、30歳前後を目安にして結婚、出産を迎えます。まずはそこまでの間の定着を考えるのが第一段階です。地方から来たスタッフであれば、地元に帰るケースが一定数あるので、そこも踏まえて人員を確保しています。

いまは少しフェーズが変わってきて、出産後にカムバックするケースも増えてきました。そのため、短時間正社員制度だったり、歯科訪問診療に回ってもらうなど、受け入れ態勢を広げ、スタッフが定着しやすい環境を整備しています。

廣田 その他には、何かございますか？

園延 年2回、従業員満足度評価を行っています。いま何が不満かというのを把握しながら、いまはちょっとここができていないけれど、今後はこのようにやろうとしているという経営側のメッセージを伝えています。スタッフが辞めるときには、不満要因がはっきりとはわからないまま辞めていくのがほとんどだと思うので、少なくとも何が不満なのかをはき出す場所があるというのは、定着の面で重要だと思います。

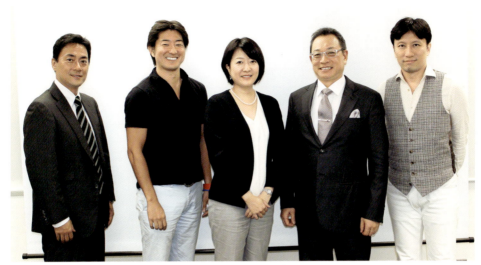

▲ 左から廣田氏、園延氏、丹野氏、宇田川氏、黒飛氏

　もちろん、そうした評価の場があったとしても辞めてしまうケースはありますし、当院が100％うまくいっているとは思っていません。スタッフに対する気遣いで大切なことは、スタッフの不満や不安をこまめに吸い上げる仕組み作りだと思います。

女性スタッフへの気遣い

廣田　丹野先生、黒飛先生は全国の歯科医院を回られていて、スタッフ定着率がよい医院、悪い医院の違いを何か感じられますか？

丹野　女性目線の意見になりますが、定着率のよいところの院長は、何かとサプライズを用意する方が多いです。スタッフでは絶対行けないところへ連れていってくれたり、予約が難しいレストランを押さえてくれたり。そういうのって女性は素直にうれしいです。気遣ってもらっていると感じるので。

園延　新鮮な視点ですね。頑張らないと。

宇田川　スタッフを大切にする、気遣うということですね。

丹野　逆に定着率が悪いところの原因の多くは、院長との人間関係ですね。

黒飛　同感です。身も蓋もない答えですが、定着をよくしたければ、院長が変わる必要があると思います。

"育成・定着" まとめ

廣田　前編の求人・採用に続き、育成・定着においても、多くの試行錯誤のうえ仕組みをつくってこられたことがわかりました。それぞれの取り組みについてお話いただき、ありがとうございました。読者の先生方にとって参考になるばかりか、すぐに実践できるような内容であったと思います。

　求人・採用と育成・定着は、表裏一体の関係であり、歯科医院経営において仕組みづくりが求められるとあらためて感じました。

歯科助手 新人教育シート

評価　◎：理解し、実践できる
　　　　○：理解できる
　　　　×：できない

年　　　月

名前：	説明日	実施	自己評価	トレーナー評価	期日
仕事一般 スタッフに挨拶ができる					
患者さんに挨拶ができる					
患者さんと世間話ができる					
頼まれたら返事をしている					
業者さんに挨拶ができる					
すべての人に笑顔で接している					
身だしなみが清潔である					
オンとオフの切替ができている					
分からないことはその都度聞いている					
報告、連絡、相談ができている					
遅刻・欠勤がない					
体調管理ができている					
医院概要 歯科用語を把握している					
治療内容を把握している					
各治療にかかる時間を把握している					
処方する薬の内容を理解している					
診療機材の名称を理解している					
業者の名前を把握している					
受付 予約システムを理解している					
窓口集計、レジ閉めができる					
電話の応対ができる					
効率の良い予約の取り方・変更ができる					
患者来院時の対応ができる					
翌日のカルテの準備					
お会計がスムーズにできる					
カード入金ができる					
小口現金管理ができる					
窓口集計、レジ閉めができる					
受付の整理整頓ができている					
待合室、トイレの清掃					
アポイントミスがない					
会計ミスがない					
販売物品に対する知識がある					
物品を積極的に販売している					
両替を計画的に行っている					
無断遅刻患者に電話をしている					
無断キャンセルが多い患者に連絡					
在庫発注を適確に行っている					
在庫管理をしている					
レセプト業務について理解している					

		説明日	実施	自己評価	トレーナー評価	期日
ユニット	ユニットの操作がわかる					
	ユニットの清掃					
	ライトの操作					
サプライ	消毒、滅菌の仕方を理解している					
	材料の名称が分かる					
	材料の保管場所を把握している					
	材料の発注方法を把握している					
	水回りの掃除					
問診・治療説明	患者誘導ができる					
	初診問診ができる					
	再診問診ができる					
	補綴の種類について説明できる					
	予防について説明ができる					
	抜歯後の説明ができる					
	神経の治療の説明ができる					
	仮歯を入れた患者への説明ができる					
	ホワイトニングの説明ができる					
	リコールの説明ができる					
	処方される薬の説明ができる					
	自費の説明ができる					
診療補助	バキューム					
	パノラマの準備					
	CR アシスト					
	C 処置アシスト					
	RCT アシスト					
	RCF アシスト					
	印象アシスト					
	形成アシスト					
	抜歯アシスト（簡単）					
	抜歯アシスト（難）					
	仮歯アシスト					
	セメントを練る					
	補綴セットの準備					
	パノラマの見方					
	パノラマの説明					
技工物	印象材を練ることができる					
	白石膏を注ぐことができる					
	黄色石膏を注ぐことができる					
	納品技工物のチェック					
	義歯の石膏を注ぐことができる					
	技工物を破損しない					
	技工物の紛失をしない					
	発送技工物チェック					
	納品技工物のチェック					

付録　131

		説明日	実施	自己評価	トレーナー評価	期日
顎関節症	ナイトガードの装着説明ができる					
	ナイトガードの管理方法を説明できる					
	顎関節症について説明できる					
	ナイトガードを作成できる					
矯正	矯正の準備ができる					
	矯正のアシストにつける					
	矯正治療の注意事項の説明ができる					
勤務態度	注意されたときは素直に反省改善					
	医院全体を見て動いている					
	効率の良い働き方をしている					
	仕事の優先順位を把握している					

来月の目標（来月達成する目標を記入してください）	翌月評価
①	
②	
③	
④	

コメント

トレーナー報告書　新人研修プログラム　　　年　　　　月

氏名：　　　　　　　　（職種：　　　　　）　　　トレーニー名：

● 今月できるようになったこと【どのようなことをどのように指導したか】

①

②

③

④

⑤

● 今月の反省【どのような指導がよくなかったのか】

_____

_____

_____

_____

● 来月の課題【どのように指導していくか】

①

②

③

④

⑤

トレーニー報告書　新人研修プログラム　　　年　　　　月

氏名：　　　　　　　　（職種：　　　　）　　トレーナー名：

● 今月できるようになったこと

①

②

③

④

⑤

● 今月できなかったこと・トレーナーからどんな指導があったか

_____

_____

_____

_____

● 来月の課題【どのように学んでいくか】

①

②

③

④

⑤

人事評価シート

1年を振り返り、4段階で評価しましょう
1：できていない　2：ややできていない　3：できている　4：非常によくできている

名前：	自分	院長	スタッフ	スタッフ
医院全体 医院のルールを守り仕事をしている				
院長に報告・連絡・相談をしている				
気づいたらすぐに動くことができる				
自分の仕事だけではなく全体を見ながら動くことができる				
医院理念を理解し行動している				
感謝の気持ちを患者さん、スタッフに伝えている				
働き方 スキルアップできるように日々学んでいる				
仕事モードにオンとオフを使い分けることができている				
仕事にプライベートな感情を持ち込んでいない				
遅刻や病欠がなく、体調、時間管理ができている				
医院のイベントや行事に積極的に参加している				
先輩 後輩に仕事を教えてくれる				
後輩の質問に対して答えてくれる				
後輩に対してよい指導をしている				
後輩をフォローしてくれる				
後輩のよい手本となっている				
面倒な仕事を後輩任せにせず自らも行っている				
後輩 ミスについて素直に謝ることができる				
素直に話を聞くことができる				
注意されたときは、反省する				
先輩に対し返事、挨拶ができる				
常にメモをとっている				
仕事は一度で覚えようと努力している				
先輩に気遣いができる				
患者さん 患者さんに挨拶をしている				
患者さんと会話がスムーズにできる				
治療で不安がないように心がけている				
患者さんの立場に立って考えている				
苦手な患者さんでも積極的に話しかけている				
顔見知りの患者さんを見つけたら自ら声をかけている				
患者さんが名前を覚えてくれている				
身だしなみ 付けまつ毛、まつ毛エクステ、カラーコンタクトをしていない				
白衣が洗濯されシューズも綺麗である				
髪の毛の色が適切である				
ネイルをしていたり、爪が伸びていない				

今季の目標を3つ書いてください

KaVo エステチカ E70/E80 Vision
機能と快適性の融合

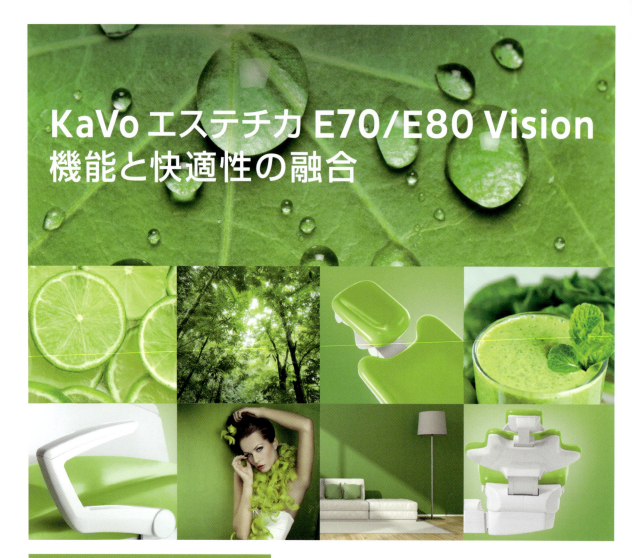

PANTONE® Color of the Year 2017
新色 グリーナリーエディション登場

- 精度の高い診療をサポートするデジタルオペレーティング
- 6つの衛生機能（水消毒システム等）を一括管理
- CONEXIOによるチェアサイドコミュニケーション
- 大きな患者さんにも安心対応 チェア許容荷重180kg
- SLOGDESIGN社（ドイツ）によるプロダクトデザイン

※新色グリーナリーは、全機種にご利用いただけます。
　グリーナリーエディション（アームグリップが付属）は、エステチカ E70/E80 Visionテーブルタイプのみ。

販売名：カボ エステチカ E70/80 ビジョン
一般的名称：歯科用ユニット
認証番号：227AIBZX00036000
管理医療機器・特定保守管理医療機器
＊写真にはオプションが含まれています。

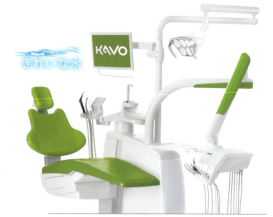

エステチカ E70/80 Vision グリーナリーエディション

機能拡充キャンペーン実施中

KaVo
Dental Excellence

カボ デンタル システムズ ジャパン株式会社
〒140-0001 東京都品川区北品川4-7-35 Tel: 03-6866-7480 Fax: 03-6866-7481
http://www.kavo.jp

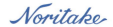

クリアフィル® ユニバーサルボンド Quick

管理医療機器 歯科用象牙質接着材
（歯科セラミックス用接着材料）（歯科金属用接着材料）（歯科用知覚過敏抑制材料）

医療機器認証番号：228ABBZX00065000
単品 メーカー希望小売価格 **13,400円** 202430572

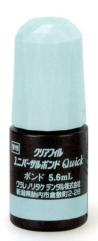

- 塗布後の待ち時間なし！
- 「クリアフィル®メガボンド®」に近似した接着！
- ユニバーサルユース

1本でユニバーサルユースに

「クリアフィル® ユニバーサルボンド Quick」は、充填修復・支台築造はもちろん、セメント接着時の歯面処理等に、1本のボトルのみで使用できます。

高接着を求めるものだから"相性"で選びたい。

- 光重合型CR充填修復 ※1
- ポスト植立 ※2,3／支台築造 ※2,3
- セメント接着 ※4,5
- 窩洞のシーリング ※6
- 知覚過敏 ※7
- 露出根面 ※8

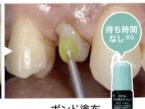

管理医療機器 歯科接着用レジンセメント

SA ルーティング® プラス

医療機器認証番号：226ABBZX00011000
単品 ユニバーサル／ホワイト／トランスルーセント
メーカー希望小売価格 各**7,500円** 202430352～202430354

CAD/CAM冠のセメント接着 ※4,5 （「SA ルーティング® プラス」）（「カタナ®アベンシア®ブロック」）

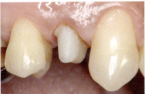

術前　　サンドブラスト・酸処理　　シラン処理・乾燥　　ボンド塗布 待ち時間なし※9

乾燥（弱～中圧）
5秒以上
・バキュームで吸引しながら液面が動かなくなるまで乾燥

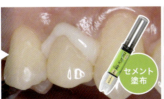
セメント塗布・装着

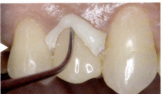
光照射※10・余剰セメント除去
・ボンドの影響で、光照射時間は短くなりますのでご注意ください

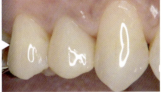
最終硬化※10

写真提供：高輪歯科 加藤 正治 先生

※1 添付文書の使用用途「光重合型の歯科充填用コンポジットレジンによる充填修復」　※2 添付文書の使用用途「デュアルキュア型又はセルフキュア型の歯科用支台築造材料によるポストの植立及び／又は支台築造」　※3「クリアフィル® DCコア オートミックス ONE」と併用時の歯面処理のみ　※4 添付文書の使用用途「セメント接着における窩洞、及び支台歯の処理」　※5「SAルーティング® プラス」「SAセメント プラス オートミックス」と併用時の歯面処理のみ　※6 添付文書の使用用途「間接修復法の前処理としての窩洞のシーリング」　※7 添付文書の使用用途「知覚過敏の処置」。　※8 添付文書の使用用途「露出根面等（実質欠損を殆ど含まない症状）の処置」　※9 塗布後の待ち時間なしで、次の乾燥操作が可能です。　※10「SA ルーティング® プラス」の添付文書を参照ください。

- クリアフィル®メガボンド® 管理医療機器 歯科用象牙質接着材（歯科金属用接着材料）（歯科セラミックス用接着材料） 医療機器承認番号：21000BZZ00484000
- 掲載商品のメーカー希望小売価格は2017年11月現在のものです。メーカー希望小売価格には消費税等は含まれておりません。●印刷のため実際の色調と異なる場合があります。
- 仕様及び外観は、製品改良のため予告無く変更することがありますので、予めご了承下さい。●ご使用に際しましては添付文書を必ずお読み下さい。
- 「クリアフィル」、「SA ルーティング」及び「アベンシア」は株式会社クラレの登録商標です。「カタナ」は株式会社ノリタケカンパニーリミテドの登録商標です。

製品各種技術に関するお問い合わせ

クラレノリタケデンタル インフォメーションダイヤル
0120-330-922 月曜～金曜 10:00～17:00

www.kuraraynoritake.jp

Shaping the Future of Esthetics
クラレノリタケデンタル株式会社

製造販売元 クラレノリタケデンタル株式会社 〒959-2653 新潟県胎内市倉敷町2-28
連絡先 クラレノリタケデンタル株式会社 〒100-0004 東京都千代田区大手町1-1-3（大手センタービル）フリーダイヤル：0120-330-922 〒110-8513 東京都台東区上野2-11-15
販売元 株式会社モリタ 〒564-8650 大阪府吹田市垂水町3-33-18 TEL.(06)6380-2525 TEL.(03)3834-6161 お客様相談センター：0800-222-8020 http://www.dental-plaza.com

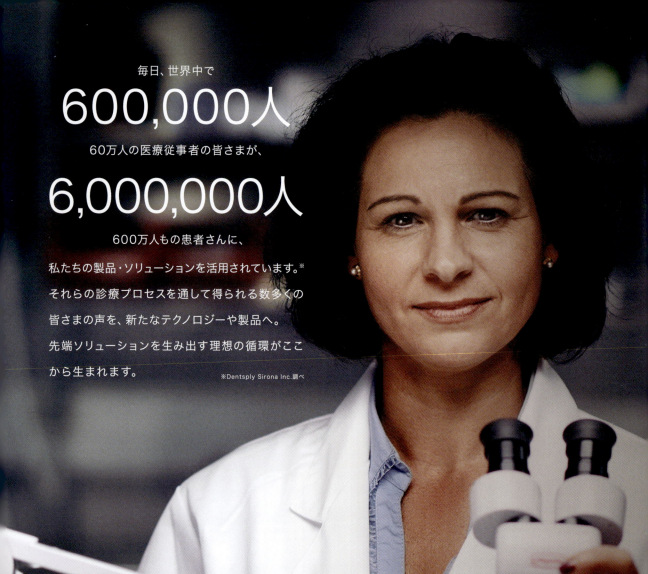

Dentronics

優しい麻酔注射カルテット

安全性が高く疲れにくいので、ドクターに優しい。
痛みが少ないので、患者さんに優しい。
4人でがんばる、カルテット。

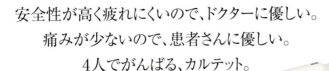

《注射針安全処理具》
ハリーカッター
使用した注射針をその場でカットして、安全に収納します。
年間1万件を超えるともいわれる誤穿刺事故を防ぎます。
標準価格 8,500円(税別)
別売品カートリッジ 1,500円(栓付き5個、税別)

《歯科麻酔用電動注射器》
カートリーエース・プロ
押圧の変動や手振れが少ないので、
注入時の痛みが減少します。
手圧では困難な33G/31G注射針が、
無理なく使えます。
バック機能により、伝麻にも対応します。
1.8mlと1mlカートリッジが使えます。
● 歯科麻酔用電動注射筒
● 管理医療機器/特定保守管理医療機器
● 医療機器承認番号21600BZZ00280000
標準価格 75,000円(税別)

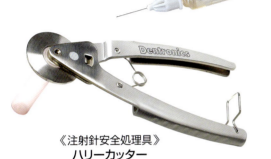

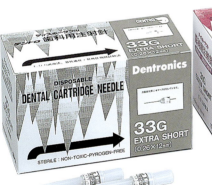

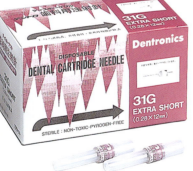

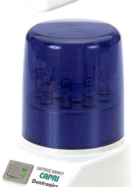

《ディスポーザブル歯科用注射針》
33G/31G EXTRA SHORT
麻酔カートリッジ用。30Gにほぼ匹敵する内径による、快適な注射スピード。
画期的に細い外径(φ0.26/φ0.28)が、患者さんの痛みを大幅に軽減します。
剛性十分な12mmエクストラショートタイプで、カートリーエース・プロに最適です。
● 歯科用注射針 ● 管理医療機器 ● 医療機器認証番号16000BZZ00641000
33G/31G標準価格 3,000円/2,500円(100本入り、税別)

《カートリッジウォーマー》
カプリ
麻酔液カートリッジを、痛みの少ない温度とされる37℃に温めて保温します。
カートリーエース・プロの真価を、最大限に引き出してくれます。
標準価格 55,000円(税別)

発売元 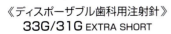 株式会社 デントロニクス
〒169-0075東京都新宿区高田馬場1-30-15 TEL(03)3209-7121 FAX(03)3232-6764

www.dentronics.co.jp

カートリーエース・プロ製造販売元:城田電気炉材株式会社(製造販売業13B2X00051) 〒165-0033東京都中野区若宮2-55-3 TEL(03)3330-6370
33G/31G注射針製造販売元:ミサワ医科工業株式会社(製造販売業08B2X10007) 〒309-1717 茨城県笠間市旭町351 TEL(0296)77-8804

考え方を変えると世界が変わる。

基本料金の撤廃や、地金相場よりも低く設定した自社相場を適用しない等、

金属リサイクルの業界で当たり前とされてきた事を私たちはことごとく見直してきました。

歯科医院様や歯科技工所様がもっと手軽にリサイクルを行う事で、限りある資源を未来へ紡ぐために。

より多くの方が笑顔でいられるために、私たちはこれからも業界の常識と言われている

非常識に挑み続けます。

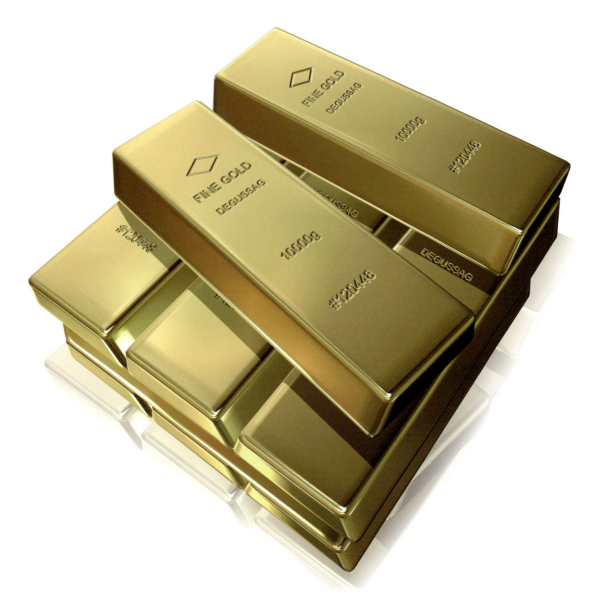

驚きの金属スクラップ還元システム

POINT 1 基本料金 **不要**
通常お預かり時点でかかる8,000円〜20,000円の基本料金が一切不要です。

POINT 2 分析手数料 **11%**
業界平均20%を大きく下回る業界最低水準を採用

POINT 3 分析出来上り日の **地金相場でお買取**
多くの業者が採用する地金相場よりも低く設定した自社相場を設定しません。

| お支払方法 | 銀行振込・現金書留等ご希望の方法をご指定頂けます。お預かりからお買取りまで約30日間かかります。 | ●お買取り迄にかかる日数は、年末・年始・ゴールデンウイーク・夏期休暇の時期には約40日程かかる場合がございます。予めご了承ください。
●2kg以上の石膏粉については、サンプリングによる分析後、お買取り価格を提示させて頂きます。(平均1kg-500円〜3,000円程度)
※サンプルでお預かりした、石膏粉については、ご返却致しかねますのであしからずご了承下さい。 |

全国320社の歯科商店様とのお取引が、当社への信頼の証です！

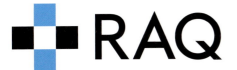 株式会社アール・エー・キュー
〒600-8101 京都市下京区五条通寺町西入ル御影堂町 16-21 京都建物ビル
TEL.075-352-0117 FAX.075-352-0113
http://www.raq.co.jp

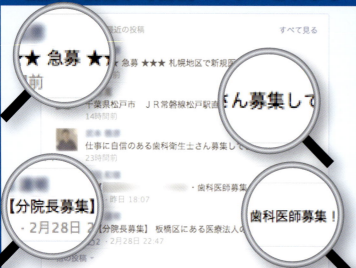

歯科医院 増患プロジェクト

注文殺到!!

スタッフみんなで取り組む26の手法

[著] 根本和馬
アンリミテッド株式会社／医経統合実践会 主宰

四六判／216頁／定価（本体 3,200円＋税）

『月刊デンタルダイヤモンド』2015年3月号〜2017年2月号に連載され、好評を博した「"医療＋経営"の増患プロジェクト」を単行本化。ノドから手が出るほど知りたい、いますぐ始められる26の増患方法を、「システム構築」、「インターネット」、「スタッフ」の3分野に分けて解説している。さらに、第一線で活躍する成功歯科医院の院長やスタッフと著者との対談を新たに収録。開業してまもない若手歯科医師や将来開業を考えている勤務医必読の、増患を実現する指南書。

目次（抜粋）

第1章 システムの構築は増患の第一歩
- キャンセルを減らそう！
- 治療中断の患者さんをフォローしよう！
- 定期的にイベントを開催しよう！
- 紹介システムを構築しよう！ ほか

第2章 ネットを制する者は増患を制す
- ホームページで結果は出ていますか？
- ＬＩＮＥ＠を始めよう！
- スマートフォンサイトを作ろう！ ほか

第3章 スタッフの力を引き出す
- 個人面談を実施しよう！
- スタッフの「考える力」を引き出そう！
- 採用を成功させよう！ ほか

対談
- 新進気鋭の歯科医師が送る
  「幹部スタッフ育成メソッド」
  折戸恵介氏
  （岐阜県・りお歯科クリニック院長）

- ホワイト企業大賞を獲得！
  ヨリタ流、働きやすい環境作りとは
  寄田幸司氏
  （大阪府・ヨリタ歯科クリニック院長）

- 院長必読!!
  スタッフの想い、本当にわかっていますか？
  島村 彩氏
  （神奈川県・みどりの森デンタルクリニック
  　歯科衛生士）

成功率120％ やれば、絶対に増患する！

 株式会社デンタルダイヤモンド社

〒113-0033　東京都文京区本郷3丁目2番15号
TEL 03-6801-5810（代）／ FAX 03-6801-5009
URL：https://www.dental-diamond.co.jp/

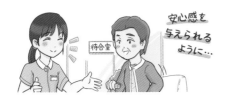
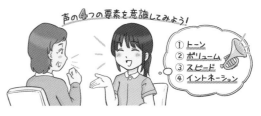
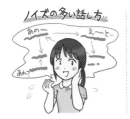
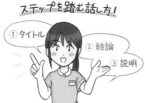
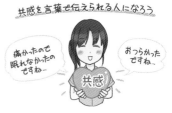
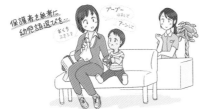
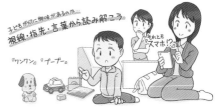
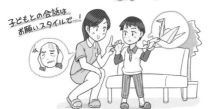
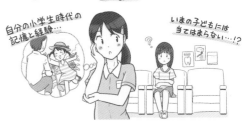

臨床現場で求められるコミュニケーションのヒント

山岸弘子　Hiroko YAMAGISHI

専門力を活かすのはコミュニケーション力！

新人歯科衛生士が臨床現場に出て最も苦労することの一つに、患者さんとのコミュニケーションがあります。なかでも、高齢者や子ども、そして保護者とのコミュニケーションは、経験の浅い歯科衛生士にとっては大きな壁となることも……。これは歯科衛生士にかぎらず、若い歯科医師にも同じことがいえるでしょう。本書は、そのような臨床現場で必要なコミュニケーション力をアップさせる、多様なヒントが盛りだくさんの一冊です。

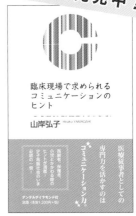

好評発売中！

新書判／176頁
定価（本体 1,200円＋税）

株式会社 デンタルダイヤモンド社
〒113-0033　東京都文京区本郷3丁目2番15号
TEL 03-6801-5810(代) / FAX 03-6801-5009
URL：http://www.dental-diamond.co.jp/

注文殺到！

すぐに知りたい！
口腔内規格写真
クイック Q&A

【執筆】片山章子 歯科衛生士
【監修】片山達治 フォトグラファー

"？"にパッと答える、
ベリー便利なレクチャーブック

患者を生涯診ていくうえで、経時的な変化を追える口腔内写真は、欠かせない資料の一つです。しかし、カメラの設定や撮影方法、写真の活用や管理など、次々と湧いてくる疑問に押しつぶされ、何となく撮ったり、撮ること自体を諦めたり……。本書は、よくある60の疑問に、まずは1～2行ですみやかに回答。その理由を知りたければ、後に続く700点にも及ぶ豊富な写真とイラストを中心とした解説で、より理解を深められます。カメラの機種を選ばず活用できる、マストバイな1冊です。

B5判変型/136頁/オールカラー
定価（本体4,000円+税）

こんな疑問にお答えします！
- オートフォーカスを使ったほうがよいですか？
- おすすめのミラーはありますか？
- 規格性がないと、何か問題がありますか？
- 嘔吐反射がある方や苦しがる方への対応は？
- 欠損歯が多い場合、どこを基準に撮ればよいですか？　他、全60問

株式会社 デンタルダイヤモンド社

〒113-0033　東京都文京区本郷3丁目2番15号
TEL 03-6801-5810(代) / FAX 03-6801-5009
URL：https://www.dental-diamond.co.jp/

●編集委員略歴

●**廣田祥司**（ひろた しょうじ）

1999 年	青山学院大学卒業
2005 年	フォーユーメディカル株式会社設立
2012 年	立教大学大学院
	ビジネスデザイン研究科修了
	（経営管理学修士）
2013 年	東京大学医学部研究生
	（医療コミュニケーション学分野）
現在に至る	

●**黒飛一志**（くろとび かずし）

2004 年	大阪大学歯学部卒業
2010 年	あおぞらデンタルクリニック開業
2011 年	医療法人たなばた会設立
2013 年	歯みがきで世界から虫歯をなくす会
	設立
	株式会社デントランス設立
現在に至る	

●**丹野祐子**（たんの ゆうこ）

1997 年	東洋英和女学院大学卒業
	シンガポール航空入社
2000 年	ロンバー・オディエ・ダリエ・ヘンチ
	信託株式会社入社
2006 年	医療法人理事就任
2014 年	株式会社グランジュテ設立
現在に至る	

DENTAL DIAMOND 別冊

優秀なスタッフがあなたの歯科医院を強くする！
求人・採用&育成・定着マニュアル

発 行 日──2018 年 1 月 1 日　通巻第 628 号

編集委員──廣田祥司｜黒飛一志｜丹野祐子

発 行 人──濱野 優

発 行 所──株式会社デンタルダイヤモンド社

　　　　　　〒 113-0033

　　　　　　東京都文京区本郷 3-2-15　新興ビル

　　　　　　TEL　03-6801-5810 ㈹

　　　　　　https://www.dental-diamond.co.jp/

　　　　　　振替口座　00160-3-10768

印 刷 所──能登印刷株式会社

・ 本書の複製権・翻訳権・上映権・譲渡権・公衆送信権（送信可能化権を含む）は㈱デンタルダイヤモンド社が保有します。
・ < JCOPY ㈳出版者著作権管理機構 委託出版物>
　 本書の無断複写は著作権法上での例外を除き禁じられています。複写される場合は、そのつど事前に、㈳出版者著作権
管理機構（電話 03-3513-6969、FAX 03-3513-6979、e-mail：info@jcopy.or.jp）の許諾を得てください。